ESTER MATRONA CUTILLO

CANCRO E TRIPLOCOCCO

Un Unico Microrganismo
All'Origine Di Tutti I Tipi Di Cancro

Titolo

"CANCRO E TRIPLOCOCCO"

Autore

Ester Matrona Cutillo

Editore

Bruno Editore

Sito internet

http://www.brunoeditore.it

Sommario

Dedico questo mio libro a S. Pio
e al mio fratellino Angelo

Introduzione

Con questo mio scritto ho voluto approcciarmi al grande pubblico in modo semplice, diretto, affinché tutti sapessero e potessero comprendere, senza grandi paroloni, che cos'è il cancro: questo sconosciuto!

È un organismo nell'organismo, che si sviluppa da cellule costituenti i tessuti e che, non potendo vivere più in un ambiente idoneo, divenuto tossico (sangue e liquidi organici) è inadatto alla vita.

Le cellule (i "mattoncini") di questa neoformazione vanno via via trasformandosi in cellule metastatiche, staccandosi dai tessuti stessi per la rottura di un particolare tipo di legame intercellulare, detto "desmosoma", invadendo così il resto dell'organismo.

Queste cellule si raggruppano, riconoscendosi tra loro, sotto una nuova veste e costituendo così un neo-organismo che deve nutrirsi, crescere e sopravvivere in questo nuovo status.

Esso capta così tutte le risorse dell'organismo ospite di cui dispone, come un parassita: dall'ossigeno che trae dal sangue dello stesso, all'accaparramento energetico (Atp, adenosina trifosfato, carburante dell'organismo di riserva, il corpo il di più lo trasforma in riserva, non spreca nulla) riassemblandolo dall'Adp+ (adenosina difosfato cioè privo di una molecola di fosfato), passando per la temperatura che deve essere ottimale (da qui la febbricola), alle sostanze nutritive come il glucosio (zucchero semplice a pronta disponibilità), ferro, calcio, ammonio ecc., mantenendo un ambiente "acido", colmo di sostanze azotate.

Non sa, ovviamente, che, portando l'organismo ospite all'esaurimento, anche lui è destinato inesorabilmente alla morte. Acquisiscono le povere cellule la capacità di poter sfruttare oramai l'esistente, tossico, nella sola cosa da farsi: trasformarsi: da cellule normali a tumorali, non hanno scelta.

Infatti, dopo un periodo di latenza (*plateau*) necessario per la loro trasformazione, riescono a fare in modo tale da poter assimilare queste nuove sostanze – tossiche – (è come se noi mangiassimo immondizia: è naturale che ci ammaleremmo), perché i tessuti, e quindi gli organi composti da cellule, non si muovono, è il sangue che porta loro sostanze nutritive e ossigeno, per cui "obtorto collo" costrette a vivere in questo "habitat" tossico oggi, domani, dopodomani, alla fine si ammalano.

Questo "habitat", nella fattispecie il sangue circolante e tutti i liquidi organici, pullulano per la presenza del triplococco ubiquitario e per la presenza massiva di azoto, prodotto di degradazione del metabolismo delle sostanze proteiche (carni ecc.).

L'azoto si sostituisce all'ossigeno presente normalmente e indispensabile per la respirazione cellulare (ciclo di Krebs). La respirazione cellulare avviene nella "fucina" dei mitocondri (i "polmoni" della cellula), organelli ancestrali che, in una simbiosi mutualistica, hanno costituito un patto con le cellule primordiali, dando loro la possibilità di produrre energia in cambio della sopravvivenza.

Tant'è che i tireociti (cellule della tiroide), nel carcinoma ossifilo della tiroide appunto, presentano i mitocondri "incrinati" cioè, alterati nel cuore della produzione di energia.

L'ossido nitrico (NO), uno dei maggiori e importanti mediatori cellulari, anch'esso coinvolto, non riconoscendo più il proprio ruolo in questo nuovo ambiente ostile, inizia a dare indicazioni errate, facendo deragliare, se così si può dire, il traffico molecolare, e deviandolo dal suo normale *iter*, come un vigile impazzito.

Da qui l'esodo delle cellule che ricevono segnali errati e, come conseguenza, la formazione di questi ammassi cellulari che scappano (metastasi).

In tutti i tipi di cancro è sempre presente nei liquidi organici un "triplococco", microrganismo composto da tre elementi tondi come una triade che si scompone e ricompone a seconda dell'acuzie della malattia, prendendo così il nome dei varie tipologie di cancro in relazione al tipo di tessuto che attacca.

Un unico microrganismo come agente eziologico dello sviluppo di tutte le tipologie di cancro nell'uomo, cioè uno stesso agente, può produrre tumori di vario tipo. In natura esistono i "cocchi", batteri nelle più svariate forme: a 2 cocchi, a 4, a catenella, a grappolo, ovviamente anche nella forma a "3".

Non essendo stato rilevato in nessun trattato scientifico, ed essendo stato confrontato con banche dati dei vari microbi, con il loro genoma e, non essendo stata riscontrata nessuna eguaglianza con i suddetti, si può dedurre che è stato scoperto un nuovo "microrganismo."

Per eziologia o etiologia s'intende lo studio delle cause che inducono un turbamento persistente dell'omeostasi dell'organismo (cause endogene), ovvero presenti nell'ambiente (cause esogene).

Le cause esogene sono costituite da agenti presenti nell'ambiente, cioè nell'habitat in cui vivono i vegetali e gli animali, uomo compreso. Essi sono di natura fisica, chimica e biologica. Potrebbe il cancro avere un'eziologia batterica? E se sì, quale agente sconosciuto potrebbe mai essere la causa determinante in grado, da sola, di produrre una diretta relazione con l'evento, cioè di per sé provocare la malattia?

Sono tantissimi i quesiti cui dover dare una risposta. Si potrebbe ipotizzare, osservando attentamente uno striscio citologico, e in particolare il fondo di vetrini *in vitro* cancro-positivi: detriti? Ovvero, un pullulare di germi *in vivo*?

In presenza di cancro anche tutti i liquidi organici – urine con flora batterica riscontrata, però risultate negative all'esame colturale (inadeguatezza dei terreni di coltura sconosciuti?), siero, liquidi da versamento, liquido lacrimale ecc. – pullulano di tali germi.

Ciò si può riscontrare anche dagli esami ematochimici: ves (velocità di eritrosedimentazione delle emazie "pesanti" con accumulo di proteine plasmatiche) alta, ammoniemia con valori elevati ecc., quindi uno stato tossico, e, a volte, si possono riscontrare anche detriti colloido-mucosi (prodotti di escrezione batterica?).

Questo "ambiente" chiaramente tossico potrebbe essere la causa della manifestazione patologica nella cellula stessa, cioè rappresentare un *post factum* che consegue, ovviamente, a un *pre factum* con una o più alterazioni molecolari e/o biochimiche della cellula che, si sa, è sede primaria di ogni malattia.

Da qui, conseguentemente, alterazioni anatomiche e funzionali (Rudolf Virchow, 1821-1901). Il primo passo nella diagnosi di tumore è quello di accertare l'esistenza del tumore stesso (cellule, tessuto e malattie di Maino-Yovis).

Non si può intraprendere alcun trattamento fintantoché non si conosce la natura della massa tumorale e il passo immediatamente successivo all'individuazione della massa stessa, e quindi per la diagnosi, è l'indagine al microscopio. L'ideale è poter disporre di un "test ematologico" che ci dicesse "tumore maligno in atto".

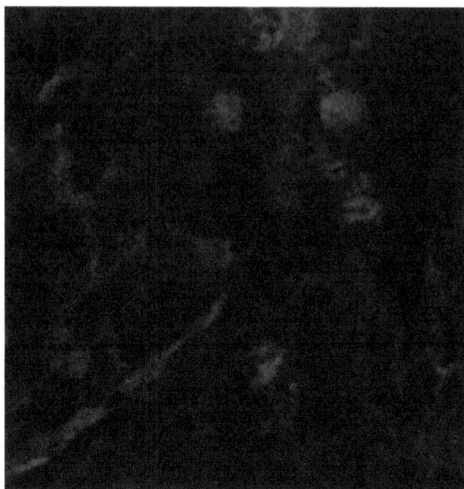

Nell'immagine, il triplococco a fluorescenza.

Capitolo 1:
Qual è l'eziologia del cancro

Dall'analisi al microscopio di campioni di plasma (sangue trattato con anticoagulante da cui è estrapolata la parte corpuscolare: globuli rossi, bianchi e piastrine), appartenenti a pazienti oncologici che praticavano esami ematochimici, la sottoscritta ha individuato microrganismi non presenti in persone sane o affette da altre patologie e comunque sempre dello stesso tipo.

Contemporaneamente, anche dalla lettura del sedimento urinario degli stessi pazienti, ha riscontrato i medesimi microrganismi e il "pullulare" degli stessi, come se i pazienti fossero affetti da grave infezione (sepsi?).

Per approfondire ulteriormente, la medesima ha proceduto con un esame di emocoltura (sangue) e di urinocoltura (urine). Pur con tutti gli accorgimenti adottati, per un corretto procedimento atto a garantire la sterilità, reattivi ottimali, materiali sterili, coltura in termostato (stufa), bontà dei terreni di arricchimento: il risultato era sempre negativo.

Evidentemente i terreni non erano "adatti" (a differenza di un qualsiasi altro tipo di flora batterica che cresceva normalmente). La sottoscritta ha avuto modo di vagliare, altresì, il cosiddetto "fondo sporco" dei vetrini contenenti sia materiale istologico sia citologico (adottato come uno dei criteri di diagnosi tumorale).

Avendo individuato, dal "vivo" questo apparente "miscuglio di detriti", così appellato *in vitro*, ha riconosciuto in essi gli stessi microrganismi che aumentano di carica proporzionalmente all'acuzie della malattia.

Il fenotipo quindi (come appare alla vista), essendo presente in tutti i tipi di cancro, è dato dal tipo di tessuto e, conseguentemente, dal tipo di organo interessato, scomponendosi la triade (si vedano le figure) in stati precancerosi o di lieve entità, ed assemblandosi in stati acuti.

Il microrganismo di cui all'oggetto: triplococco.

1) È una triade circondata da Glicocalice (la cui individuazione è di esclusiva competenza del microscopio elettronico e dopo adeguata colorazione) costituito da fibrille polisaccaridiche lasse che appunto da un lato favorisce l'adesione dei batteri alle superfici solide, soprattutto nei microrganismi acquatici (anche mucose), e dall'altro, formando questo speciale biofilm, lo protegge da fattori antibatterici ubiquitari, diffusi in natura (evitandone l'ingestione).

Il Glicocalice è svelato perciò al microscopio elettronico a trasmissione, e in particolare favorisce la colonizzazione, oltre all'adesione, a livello delle mucose cui aderisce quindi, nonostante i flussi di liquido (si veda l'apparato urinario) o i movimenti peristaltici (si veda l'intestino) o l'adesione ai denti.

2) È provvisto di un "cell wall" (parete): infatti non è lisato dall'acido acetico.

3) È Gram positivo (Colorazione di Gram, usata per differenziarli dai Gram negativi) appunto nelle due grandi categorie.

4) Anaerobio facoltativo: infatti utilizza vie "cataboliche": metabolismo proteico, per la produzione e conservazione di energia chimica, utilizzabile sotto forma di Atp (adenosina trifosfato), non scindendolo, ma assemblandolo per riserva, dall'Adp+ cioè l'adenosina difosfato (privato di una molecola di fosfato).

5) È psicrofilo, cioè sopravvive anche a basse temperature, ed è capace di alterare i centri di termoregolazione dell'organismo, perché al di sopra di 37 gradi (febbricola), raramente sopravvive (si veda il capitolo 4).

6) È chemioeterofilo, utilizza cioè composti organici, tra cui l'anidride carbonica (CO_2), acqua, composti azotati – di cui il sangue e le feci sono ricchi –, ammonio, ferro e glucosio (falso diabete: si veda il capitolo 5), questi ultimi due sono rilevati in circolo nei pazienti affetti da cancro, utilizzabili come energia di pronta disponibilità (si veda la Pet che dosa il livello di glucosio: esame radiologico diagnostico dirimente).

7) Il pH è quello del sangue, tendenzialmente però acido (si

vedano i capitoli seguenti, per il pH: le parti corrispondenti pp. 29 ss. e *infra*).

8) È gas produttore.

9) È dotato di fluorescenza naturale.

10) È dotato di un diametro di 10 micrometri angstrom.

11) Teme il "grasso bruno" in quanto competenti ed antagonisti nell'approvvigionamento delle medesime sostanze.

12) Si scompone e ricompone in triade in relazione all'acuzie della malattia.

13) Verosimilmente il suo genoma è composto da Rna, in quanto, ricercatori dell'Istituto dei tumori di Milano hanno individuato nel sangue di pazienti affetti da tumore polmonare 24 tipologie di micro Rna, cioè 24 molecole che circolano nel sangue di tali pazienti e sono responsabili dei processi biologici del tumore stesso; in pratica gli "interruttori" che innescano la malattia.

In un paziente in cui non è stata ancora diagnosticata la malattia, 15 mRna dicono se il soggetto rischia di andare incontro a un cancro, mentre gli altri 19 mRna svelano l'eventuale grado di aggressività del tumore stesso.

14) È endemico, infatti i giapponesi emigrati alle Hawaii hanno visto scomparire il tumore gastrico, che invece avevano quando erano residenti in Giappone, e i nomadi, difficilmente si ammalano di cancro.

15) Il gruppo sanguigno ricopre un ruolo importante nel tumore gastrico: gruppo (A).

16) Il fattore Rh, secondo gli studi della sottoscritta, gioca un ruolo essenziale, in quanto il fattore Rh negativo dà al sangue la caratteristica di essere poco ossigenato ed è, così, protettivo nei confronti del cancro perché esso non trova un adeguato apporto di ossigeno.

17) E infine, ma non di minore importanza, la metilazione del Dna, cioè il legame di un gruppo metile (-CH3) a una base azotata (si veda il capitolo 4).

L'azoto è un importante elemento per il cancro (si vedano i chinoni di Koch) in un "carbossile" (C=O) viene sostituito l'ossigeno, essendo un legame molto labile, con una molecola di azoto (C=N) ammine quaternarie, da cui deriva uno squilibrio metabolico, al livello della catena mitocondriale.

I mitocondri nella cellula umana e i cloroplasti, l'equivalente nella cellula vegetale, sono organelli ancestrali che si pensa siano originati dalla fagocitazione (inglobazione) da parte della cellula eucariotica (umana) più grande.

Essi mantengono la loro "autonomia". Differenti basi azotate che compongono il Dna possono subire questo tipo di modificazione epigenetica per diverse funzioni.

La funzione di questa metilazione è quella di proteggere il genoma dall'attacco delle "endonucleasi" di restrizione (taglio) da essa stessa prodotte, come mezzo di resistenza e di difesa dall'attacco dei Fagi mitogeni o fattori di crescita o segnali extracellulari rappresentati da molecole:

1) di natura proteica, come l'insulina (si vedano il glucosio e le citochine); 2) di natura lipidica, come ad esempio il cortisolo e la triiodotironina (le proteine disaccoppianti "U" della tiroide che assemblano l'Atp dall'Adp+); 3) di natura peptidica, come le nitrosamine abbondanti nell'alimentazione dei cinesi (carcinoma dell'orofaringe), quando chiaramente sono alterate.

Anche per gli ebrei ashkenaziti che mangiano pane azimo (si veda la sindrome di Bloom) vale lo stesso discorso perché questo tipo di alimentazione rende più suscettibili a contrarre il cancro.

Questo è uno dei segni principali per il riconoscimento di tale sindrome (Bloom) con un'età di esordio molto più giovane rispetto alla popolazione generale, appunto perché i pazienti di questa malattia rara sono soggetti molto più degli altri a contrarre infezioni prima di sviluppare il cancro.

Le infezioni delle vie respiratorie e dell'intestino di gravità variabile insorgono frequentemente nell'infanzia e si associano a immunodeficienza variabile (sistema immunitario non più efficiente per bloccare il cancro).

Si sa che i batteri producono diversi enzimi (proteasi, ialuronidasi, coagulasi, fibrinolisine) che agiscono sui loro specifici substrati *in vitro*, ma il ruolo patogenetico di molti di essi rimane poco chiaro.

Le proteasi (tossine) prodotte dallo "Stafilococco Aureo" hanno un ruolo ben definito nello scollamento degli strati più superficiali da quelli profondi dell'epidermide, poiché scindono i legami proteici che uniscono tra loro le cellule dell'epidermide stessa (tessuti epiteliali), suscettibili così di sfaldamento, nella "Noxa" sito di più facile attacco di questi microrganismi del cancro, appunto.

Perciò non è raro trovare associazioni di stafilococco aureo e chiaramente l'Escherichia Coli in malati di cancro. Le tossine che alterano i segnali intracellulari o sistemi regolatori agiscono in vari modi. La maggior parte di esse ha una subunità attiva (A) con funzioni enzimatiche, e una subunità di legame (B) che si lega ai recettori sulla superficie cellulare.

L'effetto di queste tossine dipende dalla specificità di legame del

Dominio B e dal sistema cellulare interessato dall'azione del Dominio A. Le tossine A-B sono prodotte, tra gli altri, da alcuni ceppi di escherichia coli (peraltro riscontrato sovente in compagnia del nostro microrganismo): si veda *sopra*, nella lettura dei sedimenti urinari di persone affette da cancro.

I "superantigeni "sono tossine batteriche che stimolano un numero molto grande di linfociti T (cellule macrofagiche che conglobano tutto ciò che è pericoloso per l'organismo) della serie bianca del sangue.

Essi si legano ai siti dei recettori di queste cellule e portano a una massiva proliferazione delle stesse e alla liberazione di citochine (elementi determinanti nell'infiammazione) tra cui il Tfn (Fattore di necrosi tumorale).

Cosa determina lo Yin e lo Yang (i due diversi compartimenti nell'avvio dell'apoptosi (morte cellulare programmata che a differenza della necrosi non innesca infiammazione) o nel blocco di essa a favore della sopravvivenza o proliferazione?

Certamente analizzando i miociti, cioè le cellule cardiache che subiscono ipertrofia e si ingrossano, ma non iperplasia, ovvero che si moltiplicano, che potrebbe essere oggetto di studio. Dunque, a livello della differenziazione, dove si decide nella cellula se essa deve procedere verso l'apoptosi o viceversa verso la proliferazione.

Il cuore infatti riceve metastasi, mixomi, ma non le produce così come il cervello, organi nobili. Così anche la milza che è, in un certo senso, protetta dal sangue perché appunto serve ai suoi scopi.

La risposta non è certa, ma si ritiene che la presenza costitutiva di NF-KB (fattore di trascrizione nucleare -KB), come si verifica nel cancro, favorisce la sopravvivenza. Inoltre, alcuni omologhi umani inibitori dell'apoptosi, come la proteina neuronale inibitrice dell'apoptosi (Naip) inibiscono la morte cellulare dovuta al Tnf, favorendone la sopravvivenza.

L'importanza di questi inibitori è testimoniata dall'esistenza di una malattia genetica detta Atrofia muscolare spinale, la cui caratteristica è la perdita di neuroni motori spinali, e sembra sia dovuta, almeno in parte, a mutazioni Naip.

Su 60 trilioni di cellule di cui sarebbe costituito un normale organismo umano, ci sarebbero 30 milioni di mitosi (divisione cellulare) al secondo, di cui un 20% sarebbe in qualche modo alterato: circa 360 milioni di cellule al minuto, 6 milioni al secondo, si replicano con un qualche errore genetico senza procurare danni irreversibili, grazie ai raffinati sistemi di difesa, e, forse, anche in base a quel processo detto "apoptosi", cioè una forma organizzata, fisiologica, geneticamente impostata di morte cellulare.

Si può dire che la morte cellulare sia il presupposto indispensabile perché la vita continui, ma ovviamente che tutto il resto funzioni. Qual è il centro dove nasce l'energia, il cuore della respirazione cellulare?

Il mitocondrio: cellula ancestrale e solitaria dei primordi, che ha attuato una "simbiosi mutualistica", uno scambio di vantaggi reciproci con la cellula che lo ospita: dare energia in cambio della sopravvivenza, una sorta di "polmone" dove avvengono i processi di ossidoriduzione e di fosforilazione, cioè scambio di protoni ed elettroni che usano come *carriers* (trasportatori) i vari enzimi e che, a loro volta, "catalizzano" (in un certo qual modo "coadiuvano") fino alla produzione del famoso Atp (carburante della cellula) le varie reazioni biologiche.

Dunque, un qualche errore comune causato dall'agente patogeno (triplo cocco) responsabile della deviazione del normale processo fisiologico potrebbe essere un correttivo "unico" e ripetitivo dell'errore progettuale che porta a una serie di alterazioni fino alla cellula neoplastica.

Questa strada è stata percorsa da William Frederick Koch il quale ha identificato il fattore di sopravvivenza, "Survival factor", come punto fondamentale per la normale mitosi e l'ha identificato nel gruppo carbonilico C=O.

Gli studi di Koch risalgono al 1912 e sono stati sperimentalmente confermati dal professor Patto dell'Università di Glasgow, con relativa pubblicazione nel 1917 sul "Quarterly Journal of

Pathology". Da allora, fino alla morte avvenuta nel 1967, il professor Koch ha scritto numerose opere a dimostrazione della sua teoria che, sul piano pratico, ha avuto un'innumerevole serie di casi (persone reali con le più svariate malattie) guariti: dal cancro, alle allergie, alla sclerosi multipla (oggi recenti studi hanno confermato l'accumulo di amiloide nei neuroni, sostanza tossica).

Il fattore di sopravvivenza fu identificato nel gruppo carbonilico chiamato Gruppo carbonilico funzionale – Gfc (C=O). Tale legame è instabile, sia per il suo doppio legame, sia per l'elettronegatività dell'ossigeno il quale manifesta una forte tendenza a ossidare o ad essere ridotto.

La prima fase dell'ossidazione in ambiente acido è una deidrogenazione per cui un ossigeno (molecola) O_2 – ossigeno singoletto - diventa un OH+ e viceversa in ambiente basico.

Questo significa che una sostanza "forte" o qualsiasi agente che produca sostanze "forti" (batteri in questione: bacilli Gram negativi dell'ulcera cancroide, ad esempio) può determinare la rottura del legame C=O, sostituendo il carbonio con l'azoto e dare origine a una serie di sequenza di eventi patogeni, che per il soggetto diventa come una nuova norma: con la differenza sostanziale che si avrà una replicazione cellulare atipica, cioè tumorale.

Tutto ciò ci fa pensare ai radicali liberi che, essendo radicali dell'ossigeno, con un'azione di disgregazione della struttura atomica della cellula (De Magistris) possono avere un rapporto diretto con il gruppo carbonilico.

I gruppi carbonilici vengono bloccati dalla condensazione con ammine fortemente leganti provenienti da "virus" che possono fare da tramite o da altri agenti "cancerogeni".

Una delle fonti principali di ammine sono le proteine animali (carni rosse) che hanno il loro punto di impatto prioritario nell'intestino (ad esempio le feci che sono ricche di sostanze azotate) dove il pH ottimale deve essere superiore a 7.

Se il pH scende per un'alimentazione scorretta per eccesso di acidi grassi saturi e di proteine animali, di zuccheri raffinati, per infezioni batteriche e micotiche (morbo di Crohn), per uso di farmaci bloccanti i gruppi carbonilici, come la massima parte di antibiotici (uso smodato e inidoneo), solfiti e sulfidrilici, farmaci lesivi per il fegato ecc.), le ammine tossiche si scatenano trovando il loro "optimum" di attività a pH 3,5-6, come è stato dimostrato con la tossina della pertosse usata come coadiuvante della encefalomielite autoimmune e sperimentale, e in caso di infezioni da Streptococcus faecalis e altri batteri, e bloccando i gruppi carbonilici (per un eccesso di radicali liberi?).

La presenza del gruppo carbonilico C=O è direttamente proporzionale all'attività aerobica cellulare e viceversa il suo blocco a una prevalente attività anaerobica (Principio di Warburg).

Sostituendosi quindi l'ossigeno con l'azoto, si forma un legame fortemente stabile: il legame carboamidico (C=N anziché C=O) cosa che fa il cancro.

Secondo le ricerche di Koch, tale legame è responsabile del

blocco della catena respiratoria con conseguente ipossia e anossia (poco o per nulla presenza di ossigeno), cui segue fatalmente un'alterazione del processo replicativo metabolico cellulare (come avviene anche con un eccesso di radicali liberi).

Le proteine sono composti azotati. Una delle recenti scoperte dell'Airc mostra una maggiore morte di cellule tumorali in seguito all'inibizione da parte di due composti scoperti dalla degradazione delle proteine (in sostanze proteiche).

Probabilmente perché le cellule tumorali accumulano molto più frequentemente proteine mutate che devono essere degradate in continuazione, per permettere la "sopravvivenza delle cellule stesse".

Da tutto quanto sopra descritto, si può quindi dedurre che una carenza di ossigeno porta l'organismo sicuramente ad essere più predisposto ad ammalarsi di cancro.

È intuitivo (oltre che dimostrabile con il Test di Vincent) che esiste un punto di non ritorno assoluto, come per ogni tipo di trattamento terapeutico e che non sempre è possibile un ritorno alle condizioni cellulari di partenza (cioè pre-patologica).

Un punto di "non ritorno", cioè il momento che precede l'apoptosi, la morte cellulare programmata. Utilizzando la citometria a flusso, è stato possibile caratterizzare alcuni aspetti inesplorati del processo di morte cellulare, grazie all'analisi simultanea di diversi parametri, quali, ad esempio, il contenuto intracellulare di antiossidanti, la carica energetica dei "mitocondri" e le alterazioni della membrana della cellula.

È stato possibile identificare, inoltre, il momento nel quale una cellula, dopo un certo trattamento sperimentale in vitro o una terapia del paziente, decide se può continuare a vivere o se deve morire e quindi, di conseguenza, per ciò che accade quando viene in contatto con virus o batteri (professor Andrea Cossarizza dell'Università di Modena e Reggio Emilia).

Fin quando è troppo presto, in quanto intervenendo precocemente si alterano i normali processi di autorigenerazione dell'organismo, bloccandoli, o viceversa troppo tardi essendo già in atto un qualcosa di irreversibile.

È però altrettanto vero che la sperimentazione clinica ha dimostrato guarigioni eccezionali o recuperi fino al 95% in patologie croniche: gozzo tossico, neuroblastoma, atrofia del nervo ottico e della retina, carcinomi vari.

La sottoscritta, negli anni dei suoi studi su campioni organici di pazienti affetti da cancro, ha notato e perciò individuato, nella fattispecie nei loro liquidi organici, la presenza di un microrganismo sconosciuto, in tutti i tipi di cancro di cui soffrivano i pazienti medesimi, era "sempre lo stesso".

A questo punto la sottoscritta ha cominciato a ricercare la connessione tra questo microrganismo e il cancro: che nesso c'era? C'era sicuramente una "sepsi"(infezione generale di tutto il corpo) anomala per il suo comportamento nella prognosi della malattia.

Infatti ci si doveva aspettare una febbre altissima, sintomi e segni che invece, nello specifico, non c'erano. Per questo motivo, si è

31

insinuato un dubbio… (il dubbio è l'inizio della conoscenza) e una domanda… Come mai avviene tutto ciò?

In primis, l'autrice ha cercato di studiare il microbo, ovvero la sua struttura. Dopodiché, ha cominciato a studiare gli effetti che aveva questo microbo sull'organismo dei suddetti pazienti. Da notare questo fondo sporco dei vetrini (diatesi tumorale) che in un'innovativa tecnica citologica, per lo studio delle cellule ThinPrep *thin layer*, cioè a strato sottile, elimina i residui: detriti, emazie (se c'è stata emorragia non recente nel prelevare le cellule con ago aspirato, ad esempio) tali da far inficiare la lettura del vetrino stesso.

Artefatti dovuti appunto a prelevamento di materiale, a volte non idoneo come quantitativo di cellule prelevate, che perciò falsano la lettura e la diagnosi conseguentemente.

Con questa tecnica, questo fondo sporco dovrebbe "azzerarsi", (filtrando i detriti stessi), ma paradossalmente non è così, cioè essi si "azzollano" in piccoli blocchi. I microbi si aggregano.

Il ThinPrep è praticato in genere sotto guida ecografica endoscopica, come procedura di scelta per ottenere una diagnosi con azzeramento dell'invasività.

Metodologia della tecnica ThinPrep

Il materiale aspirato consta di cellule e altro, prelevate direttamente dalla lesione per l'esame microscopico. Il metodo tradizionale dava problemi di conservazione e quindi di degenerazione cellulare, per cui un certo numero di carcinomi e relativa diagnosi citologica sfuggiva.

Il problema è stato superato dal ThinPrep appunto, la nuova tecnica a "strato sottile" che, oltre a ovviare al problema della conservazione, permette di poter studiare tutto il materiale prelevato senza perdita alcuna e con "alta definizione" della lettura al microscopio "ripetitiva" e "nitida" (eliminazione di muco, cellularità, sangue, fibrina ecc.) che inducono a potenziali errori.

La ripetitività è importante perché si possono in tal modo produrre vetrini secondo necessità: si vedano gli approfondimenti per immunoistochimica, cioè interazioni delle cellule con anticorpi per meglio individuare le particolari sostanze prodotte dal cancro per poi poterlo identificare.

Con l'introduzione del ThinPrep, il numero dei vetrini inadeguati con ago aspirato si è ridotto nell'ultima decade del 3%.

Un successivo ulteriore miglioramento si è ottenuto nel triennio 2006-2008 con una considerevole riduzione del numero degli inadeguati (vetrini).

Tlc (Thin layer cytology) è un metodo valido per processare con Fna (Fine needle aspiration) in termini di efficacia e in riduzione di casi inadeguati e quindi di diagnosi indeterminate, in particolare della diagnosi dei tumori.

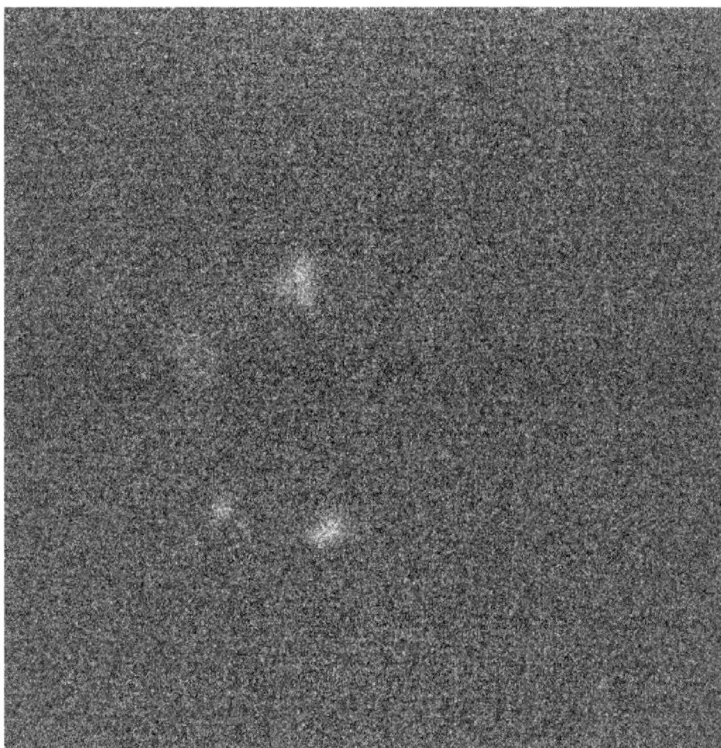

Altra immagine del triplococco in fluorescenza

Capitolo 2:
Che tipo di microbo è il triplococco

Nella cellula intercorrono strette relazioni tra nucleo, citoplasma e ambiente circostante. Infatti, non si può pensare a un elemento a sé stante, ma inserito in un contesto quale un organismo vivente.

Le vie di attacco degli agenti patogeni possono essere: in situ, dall'interno; per via ematica o linfatica (tossine ecc.) per modificazione dell'irrorazione sanguigna (alterazione della permeabilità, trombosi, aterosclerosi); e infine possono colpire dal mondo esterno (radiazioni) oppure tramite il lume degli organi cavi (ad esempio microrganismi).

Un sistema che va incontro a periodi di stasi e periodi di fluttuazioni. In tali periodi ci sono, diciamo, "perturbazioni" esogene ed endogene spesso casuali dell'ambiente, cosicché il complesso cellula-ambiente e in senso lato organismo-ambiente si polarizza e, dopo una serie di azioni e reazioni, addiviene a un nuovo equilibrio, chiaramente instabile, in quanto esiste il rischio di compromettere lo stato "integro" e giungere a uno stato "patologico".

Diciamo che l'origine primaria è sempre: a) "infiammazione", segue la b) "proliferazione" e infine la c) "degenerazione". Le malattie possono essere di un numero enorme, ma seguono sempre questi tre stadi.

L'Infiammazione è la reazione dell'organismo a uno stimolo lesivo. L'effetto dello stimolo lesivo, oltre che dalla qualità dello stimolo stesso, dipende dall'entità, dalla durata e, non per ultimo, dalla zona dove è colpita la cellula.

Questi processi possono portare la cellula: 1) o al ritorno a uno stato normale o 2) di riassestamento in un nuovo equilibrio, oppure 3) alla morte. Anche in questo caso si può dedurre che, oltre alla carenza di ossigeno (derivante dalla poca irrorazione del tessuto quando c'è la lesione), anche lo squilibrio "meccanico" invasivo può portare l'organismo ad ammalarsi.

Il cancro è solo per il 5% di origine genetica, nella stragrande maggioranza è di origine "epiteliale". Dove ci sono gli orifizi ed è maggiormente irrorata la parte; nell'intestino, ad esempio, il cancro per il 90 % è al retto (dove c'è l'ano), il morbo di Paget, al capezzolo (dove ci sono i forellini dei dotti galattofori) ecc.

L'origine epiteliale (il cancro colpisce i tessuti epiteliali perché, provenendo dall'esterno, sono i primi tessuti che incontra e, per di più di rivestimento, e si sa che le cellule di tali tessuti si sfaldano più facilmente), è spiegabile con il fatto che le cellule che compongono il tessuto di rivestimento al di sotto dell'epitelio (che va incontro a sua volta a sfaldamento, si veda *sopra*), cioè l'endotelio, strutturalmente intatte, sono in grado di rispondere ai vari stimoli fisiopatologici, modulando il loro stato funzionale normale (costitutivo), oppure esprimendo proprietà funzionali nuove (inducibili), in un processo definito: attivazione endoteliale.

Gli induttori dell'attivazione endoteliale comprendono le citochine e prodotti di origine batterica (tossine), che causano infiammazione e shock settico. Uretere del rene, dotti galattofori della mammella, testa del pancreas, sede antropilorica dello stomaco, tutte zone idonee all'attacco del microbo (noxa).

Nella maggior parte dei tumori, sono coinvolti linfociti "B", cellule della serie bianca del sangue che partecipano attivamente all'immunità cellulo-mediata, in prima linea nella difesa dell'organismo e quindi a livello epiteliale e dove ci sono gli "orifizi", appunto.

I polimorfismi genetici per alcune citochine, legate all'infiammazione, possono aumentare, in soggetti portatori, il rischio di cancro. Si penserà allora ai sarcomi che sono tumori del "connettivo" (tessuto interno) e non "epiteliale".

In verità, uno dei sarcomi più terribili è l'istiocitoma infiltrante, che è dato da istiociti, che non sono altro che macrofagi che hanno ingerito "emosiderina" la cui provenienza è sanguigna e così questi istiociti, che a loro volta contengono emosiderina, che a sua volta contiene il microbo, sono trasportati nei tessuti più profondi (i tessuti "metaplasici" tra l'esofago e lo stomaco e nella "giunzione squamocolonnare" della vagina per trasformazione di due diversi tipi di tessuto, da cellule totipotenti basali, ecc...).

I sarcomi sono molto irrorati da sangue quindi dal torrente circolatorio, il nostro microrganismo del triplococco (all'interno degli istiociti) è veicolato nei tessuti sottostanti.

L'istiocitosi può anche essere causa del diabete insipido e, con un'intensa glicolisi anaerobica, il "glucosio" rimane in circolo per una pronta disponibilità da parte del cancro stesso.

In generale, le "cellule giganti" "macrofagi", sono presenti nel cancro e non sono altro che una risposta infiammatoria da corpo estraneo, granulomi ecc. (il nostro triplococco).

Anche il melanoma non fa eccezione; pur avendo "metastasi saltatorie", non si discosta dal discorso, in quanto la diagnosi di tumore avviene solo da autopsia da "cadavere"; esaminando gli organi interni, si denota la presenza di "cisti" che appunto conglobano il tutto.

E comunque anche sempre dove c'è maggiore irrorazione

sanguigna riscontriamo il cancro, si veda il quadrante superiore esterno della mammella (Qse) dove passa l'arteria mammaria, oppure il pancreas, la testa che è vicino al tripode celiaco dove passa l'arteria epatica.

I "dializzati", in generale, non si ammalano di cancro perché il loro sangue è filtrato e quindi depurato in continuazione. Per non parlare poi della necrosi dei tessuti, morte cellulare per schiacciamento, atrofia ecc. che può essere di due tipi: coagulativa e colliquativa (ed è il nostro caso, infatti si riscontra solo questo tipo nel cancro) detta così perché, a differenza della precedente, comporta la raccolta di batteri al suo interno (colliquativa).

Il carcinoma polmonare è detto anche cancro ascesso, granuloma, perché causa una necrosi colliquativa e presenta queste cisti.

Una categoria di linfomi associati all'Aids cresce in cavità sierose, in forma di effusioni pleuriche peritoneali e pericardiche (nitrosazione, si veda il capitolo 4).

Larve di schistosoma rilasciate dalle lumache di acqua dolce penetrano la cute dei nuotatori producendo: collagenasi, elastasi e altri enzimi che dissolvono la matrice extracellulare. È lo shistosoma un tramite per il cancro alla vescica, infatti il microrganismo in questione (triplococco) si rileva anche nel liquido extracellulare di tale suddetto parassita e provoca altresì la cirrosi epatica.

I virus sono un tramite, si veda la falsa positività crociata con l'Hcv: infatti le crioglobuline che sono secrete dal virus dell'Hcv si riscontrano anche in alcune leucemie (cancro del sangue).

Anche l'escherichia coli che spesso, anzi quasi sempre, accompagna il nostro microrganismo, è un tramite (Fago Lambda e metilazione). Nel batterio escherichia coli, le basse temperature inducono la sintesi di un enzima in grado di aggiungere "doppi legami" alle catene di acidi grassi, infatti nel citoplasma viene sintetizzato un numero più elevato di acidi grassi con doppi legami e quindi vengono introdotti nelle membrane lipidiche.

Quando la cellula normale si trasforma in cellula tumorale, c'è una degradazione di glicosfingolipidi (acidi grassi) o alterazioni drastiche di essi.

Formazione di gas e nuove sostanze

Il cancro, nella sua formazione, sviluppa anche gas. Infatti, ricercatori della Scuola politecnica federale di Losanna riescono a reperire nell'alito di pazienti affetti da cancro la presenza di tipi di gas che non sono presenti nell'alito di persone sane.

L'alito umano, si sa, contiene centinaia di composti organici volatili (COVs) la cui presenza e concentrazione cambiano in funzione dello stato di salute.

Le cellule cancerogene possiedono, come accennato, un metabolismo distinto rispetto alle cellule sane. E producono sostanze diverse, sia dal profilo della quantità, che nella tipologia. Conferiscono, in un certo senso, una loro "impronta" all'alito umano.

I ricercatori sono riusciti a individuare queste differenze grazie a una rete di micro sensori capaci di identificare un tipo di gas e la sua concentrazione che segnala la presenza di cancro, specie di quello della gola o della bocca.

Anche i cani, fiutando liquidi biologici (urine, sangue), sono in grado di discriminare, ad esempio, un tumore al polmone (Istituto dei Tumori di Milano), anche differenziandolo dagli altri tipi di malattie. È interessante notare (è stato scoperto di recente), che alcuni tipi di cancro nei cani sono infettivi.

Quindi per essere attaccato dal microrganismo in questione (il nostro triplococco), l'organismo doveva presentare un "punto debole", ovvero una "noxa", dove esso s'introduceva per invadere il corpo. Perché, non c'erano dubbi, veniva dall'esterno, altrimenti non poteva essere individuato nei liquidi organici, bensì nelle cellule cancerogene.

Siccome le domande sono sempre: come, dove, quando e perché, la sottoscritta ha cercato di capire, "come" s'introduceva nell'organismo, specie negli strati più profondi, il triplococco. "Quando", cioè quando ci sono squilibri nella cellula sana. "Perché" ha anche l'"aiuto" di altri batteri, virus.

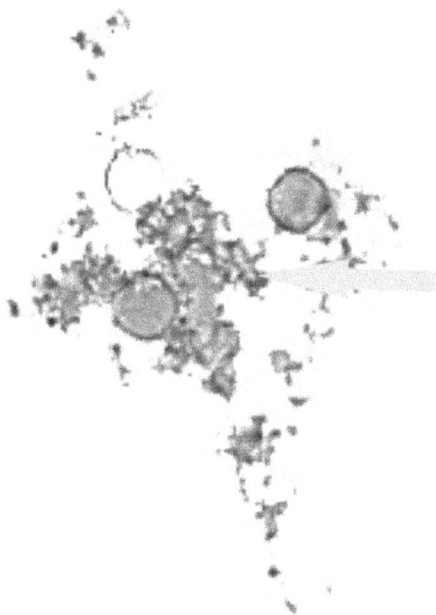

Evidenziato dalla Freccia: il glicocalice che dà consistenza, supporto, nonché difesa, alla struttura del triplococco assemblato. Il glicocalice è stato oscurato per evidenziarne meglio la struttura.

Capitolo 3:
Come agisce il triplococco

A questo punto, considerato lo squilibrio meccanico dell'emostasi della cellula, il fatto che è inibito il processo di reazione immunologica, febbre che "non sfocia", interferendo con i centri ipotalamici della termoregolazione della temperatura che, non facendola innalzare, perché potrebbe alterare i catalizzatori dei processi biochimici dei batteri stessi (si vedano i capitoli successivi), portando il nostro microrganismo in questione a morte certa, oppure che non si innescano i meccanismi di autodifesa, o come ultima analisi il "rigetto", il cancro potrebbe avere un'eziologia batterica?

Il germe non sopravvive all'interno delle cellule neoplastiche e quindi l'infezione: (si parla di infezione perché rispetta tutti e tre i postulati di contagiosità di Koch) non è conseguenza, ovvero la causa del cancro viene dall'esterno. Le tossine, infatti, principali responsabili, prodotte da microrganismi, forniscono segnali alterati, dati appunto da molecole di segnalazione extracellulare a loro volta riconosciute da recettori specifici sulla superficie delle cellule bersaglio.

È da questi segnali che dovremmo accorgerci che qualcosa non va nell'organismo. Gli ammalati di cancro al 99% hanno l'Ammonemia alta, la Ves (Velocità di eritrosedimentazione, indice di infiammazione, alta, per sostanze tossiche presenti in massiccia quantità).

A ulteriore conferma di quanto precedentemente asserito, si ribadisce che c'è un particolare segnale, l'ossido di azoto (NO) sempre come prodotto di degradazione di sostanze proteiche. Il gas solo recentemente è stato riconosciuto come molecola segnale nei vertebrati.

"NO" è prodotto anche come "mediatore" locale da "macrofagi" e "neutrofili" (cellule del sangue della serie bianca) attivati per uccidere i microrganismi invasori con il loro interno muniti di una sostanza, "lisozima", simile in tutto all'acqua ossigenata (H_2O_2).

Viene inoltre usato l'ossido nitrico da molti tipi di cellule nervose, per inviare segnali a cellule circostanti. Recentemente si sono ottenute prove che l'ossido di carbonio (C=O) è anch'esso usato come segnale intracellulare e può agire nello stesso modo di N=O.

Rispondendo a quasi ogni tipo di stimolo, le cellule e gli organismi possono tipicamente sentire la stessa variazione percentuale di un segnale in un vasto ambito di intensità dello stimolo.

A livello cellulare, ciò richiede che la cellula bersaglio subisca un processo di adattamento o desensibilizzazione, per cui, quando è esposta a uno stimolo per un periodo prolungato, la sua capacità di risposta "diminuisce".

Nelle cellule tumorali, lo stress ossidativo a determinati livelli favorisce la progressione del tumore. Sebbene la maggior parte dei meccanismi noti di adattamento richieda modificazioni nei recettori, l'adattamento può, in teoria, risultare da un cambiamento, in qualunque momento della via di segnalazione.

A livello molecolare, l'esempio meglio noto di adattamento è quello della chemiotassi batterica, in cui la metilazione (avviene anche in modo reversibile) di proteine chiave che trasducono il segnale della membrana plasmatica aiuta la cellula a nuotare in un ambiente ottimale.

Diverse proteine del citoscheletro (scheletro della cellula) e altre proteine che prendono parte ai processi di trasmissione dei segnali extracellulari dalla membrana plasmatica all'interno della cellula sono legate, covalentemente, con l'estremità "N" delle proteine, da qui, la certa conseguenza che la cellula mattone dei tessuti organici si ammala per la presenza di germi patogeni cancerogeni, presenti anche nel fumo del tabacco, così come l'aflatossina presente sulle arachidi.

Lo sviluppo di un tumore maligno, in genere, comporta la successione di molti stadi, ciascuno governato da molteplici fattori, alcuni comunque dipendenti anche in piccola parte dalle caratteristiche genetiche dell'individuo (gruppi sanguigni).

I gruppi con fattore Rh negativo sono molto meno predisposti a contrarre il cancro di quelli con fattore positivo, in quanto il sangue di portatori di fattore negativo è poco ossigenato.

Altri dipendono dall'ambiente, dagli anticorpi che si hanno per combattere il microbo, dal modo di vivere. Cambiando i nostri ambienti o le nostre abitudini, quindi, in linea di principio, dovremmo essere in grado di ridurre drasticamente la possibilità di sviluppare quasi ogni tipo di cancro.

Inoltre, le popolazioni nomadi tendono ad assumere l'incidenza del cancro tipica del Paese ospite. E questo comporta che le differenze siano dovute a fattori ambientali per la maggior parte, piuttosto che genetici.

Diversi tipi di cancro hanno diversi fattori di rischio ambientale e diversa risposta immunitaria. Si assiste a uno squilibrio "ecologico" della cellula attaccata da un unico germe, che attacca i vari tipi di organo e quindi tessuti, e che sviluppa tipi diversi di cancro in relazione ai tipi di tessuto degli organi che attacca.

Si infettano tutti i liquidi organici: saliva, liquido lacrimale, urine, liquido spermatico, liquido interstiziale, liquor ecc. Si notano "bioti" gas produttori, inusuali per la sede in cui si riscontrano; ad esempio bacilli gram-negativi nella congiuntiva ecc., presenza di corpi inclusi intranucleari, citoplasmatici, che denunciano la presenza di germi saprofiti, nosodi (specie di tossine eliminate dai batteri).

Questo triplococco rispetta tutti e tre i postulati del famoso scienziato Koch, riguardo alla dinamica del

Processo infettivo:
1) Trasmissione (Colonizzazione e Invasione)
2) Contagio (Contaminazione e Adesione)
3) Invasione (Colonizzazione).

Alcune armi che la selezione naturale ha fornito agli ospiti (organismo che è attaccato):
1) Infiammazione
2) Sistema immunitario
3) Ferro via Lactoferrina: si abbassano i livelli di ferro libero ematico (transferrina) riducendo la disponibilità per i

microrganismi. Il Ferro esiste in tre forme nell'organismo: la Sideremia totale, il Ferro legato (transferrina che lo trasporta in circolo), il Ferro di deposito (ferritina).

La contagiosità indica la relativa facilità con cui una malattia è trasmessa ad altri ospiti e dipende soprattutto dalla a) quantità di agenti infettanti eliminati all'esterno dell'individuo; b) dalle vie di eliminazione e dalla capacità di sopravvivenza dell'agente infettante fuori dall'ospite; oppure c) dalla presenza e concentrazione dell'agente in liquidi biologici (per esempio sangue) trasmissibili da parte di specifici vettori. Anche la febbre ricopre un ruolo importantissimo (si veda il capitolo 4).

Le cellule tumorali hanno un punto debole: sono caratterizzate da una scarsa produzione di fibronectine e il livello ematico di queste glicoproteine in molte affezioni morbose tende a scendere a livelli minimi (perché i composti proteici sono metabolizzati e riutilizzati dal cancro).

Le cellule carcinomatose non sono in grado appunto di utilizzare la fibronectina per legare il collagene di tipo IV, mentre la laminina, che è una proteina del connettivo, sì. Gli apudomi, cioè tumori derivati dalle cellule Apud (Amine Precursor Uptake Decarbossilasi) che sono elementi endocrini, situati nello stroma di vari organi, oltre che decarbossilare gli amminoacidi, "sintetizzano" catecolamine (adrenalina e noradrenalina) che normalmente regolano la pressione sanguigna e serotonina da precursori quali la diossifenilalanina (Dopa) e l'idrossitriptofano.

L'abnorme produzione di serotonina (alterazione del ciclo di Krebs) della respirazione cellulare caratterizza la sindrome da carcinoide. Tutti squilibri che dovrebbero considerarsi come campanelli di allarme.

Lipogenesi (grasso bruno)
Le cellule adipose che formano il grasso bruno (presente in alcuni animali: la capra ad esempio ce l'ha, e non prende il cancro) ma ultimamente evidenziato anche nell'uomo, presentano i mitocondri (famosi organelli produttori di energia) piuttosto voluminosi, i quali, a loro volta, presentano creste ampie e regolari, prive di particelle F1.

Ciò, unitamente a numerose e importanti varianti molecolari, associate alla catena respiratoria mitocondriale, rende conto dell'attività termogenica, tipica di tale tessuto, per cui l'energia di legame non viene convertita, a livello mitocondriale, in sintesi di Atp (carburante della cellula), ma trasformata in calore, che viene ceduto al sangue circolante nella ricca rete vascolare presente nel tessuto.

Pertanto, il grasso bruno con le sue proteine "disaccoppianti" (si veda la tiroide) potrebbe rappresentare un ostacolo per il microrganismo in questione, perché compete con il cancro nell'approvvigionamento delle medesime sostanze di sopravvivenza.

Il tessuto adiposo bruno è altamente vascolarizzato e intensamente innervato da terminazioni sinaptiche. Le sue funzioni biochimiche sono: lipogenesi e lipolisi.

Dissipa energia e compete con il cancro che ha lo stesso comportamento, come suddetto. E l'iperpiressia (aumento della febbre) è bloccata, contrariamente a ciò che avviene invece nel grasso bianco.

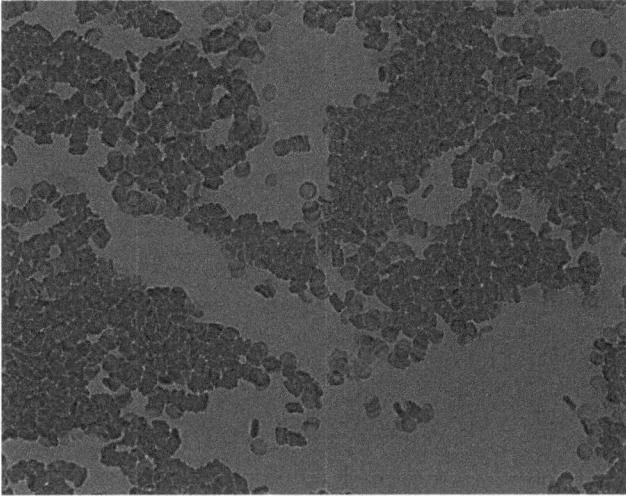

Controllo negativo di plasma di neonato sano.

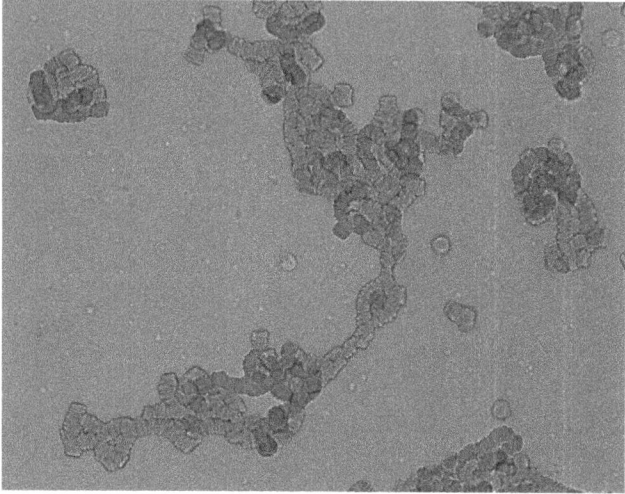

Controllo positivo di plasma di adulto affetto da cancro al rene.

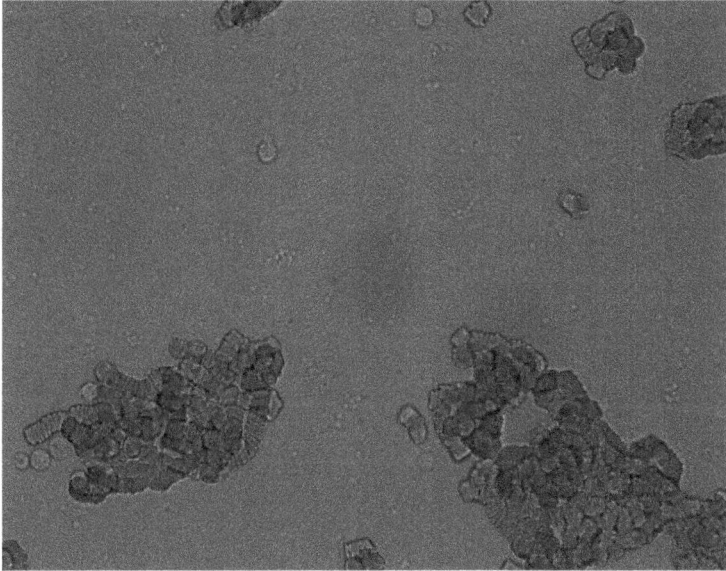

Sepsi rilevata nel plasma di paziente affetto da un altro tipo di cancro (al pancreas).

Dalle foto di cui sopra, si rileva sempre lo stesso microrganismo. A questo punto, una volta penetrato nell'organismo, comincia a modificare tutto l'ambiente, l'habitat. Avviene una serie di modificazioni soprattutto nell'ambito intercellulare.

Qui subentrano gli scambi di segnali trasformati che arrivano alle povere cellule, in maniera anomala, cominciando ad essere circondate da un ambiente tossico.

L'ossido nitrico dà segnali errati, e così anche molti mediatori cellulari, cosicché le cellule cominciano a disorientarsi e quasi a impazzire.

L'ambiente diventa acido e provoca una serie di scompensi, soprattutto dove si crea l'energia: nei mitocondri. S'innesca tutta una serie di sconvolgimenti con effetto domino e le cellule cominciano a staccarsi dai tessuti di origine, scappando.

È stata vagliata anche la contagiosità; infatti, questa è anche una prerogativa dei batteri. Ancora, il sangue poco ossigenato, proprio delle persone con fattore Rh negativo, fattore di protezione nei confronti del cancro, diciamo che rappresenta una difesa.

Il grasso bruno si comporta in maniera esattamente identica: compete con il cancro, per cui, quando è presente, non gli dà scampo, perché entrambi hanno bisogno delle medesime sostanze per accrescersi... è un antagonista.

Capitolo 4:
Quali modifiche apporta il triplococco

La metilazione del Dna è una modificazione del Dna. La funzione di questa metilazione è quella di proteggere il genoma della cellula dall'attacco delle endonucleasi (tossine) come mezzo di resistenza all'attacco dei Fagi.

Essa è un importante regolatore della trascrizione genica. Ovviamente nel cancro è alterata. È stato dimostrato che se c'è una metilazione anomala del Dna i geni sono inattivati.

Cioè il cancro silenzia la normale trascrizione genica della cellula per far in modo da indurla a trasformarsi a suo uso e consumo. La metilazione del Dna è essenziale durante lo sviluppo embrionale, e nelle cellule somatiche (che compongono i tessuti del corpo), è trasmessa fedelmente dalla cellula madre alle cellule figlie, mentre alla metilazione anomala sono state associate un gran numero di neoplasie umane, e si trovano in due forme distinte:

ipermetilazione e ipometilazione.

La prima soprattutto è una delle principali modifiche epigenetiche che reprimono la trascrizione attraverso la regione promotrice di un gene "oncosoppressore". In parole povere, il cancro si difende anche nella formazione di cellule nuove a esso stesso favorevoli.

Per ciò che concerne la temperatura, il "germe" agirebbe bloccando l'attività di proteine "disaccoppianti" come le Ucp3 della tiroide (si veda il grasso bruno) producendo, in tal modo, più Atp adenosina trifosfato (carburante dell'organismo) che viene "assemblato", anziché scisso in Adp ecc. e quindi non consumato, abbassando, così, la temperatura corporea.

Infatti, l'incremento della termogenesi (si veda la tiroide) stimola la produzione e quindi l'attività delle proteine suddette, sia nel muscolo sia nel tessuto adiposo.

Tali proteine interferiscono nella reazione di fosforilazione a livello della catena respiratoria mitocondriale, accompagnando i "salti" energetici "ossidativi" e facendo produrre minor numero di molecole di Atp, liberando così energia sotto forma di calore che determina, in tal modo, aumento della temperatura corporea.

Non dimentichiamo che il sangue funge anche da regolatore della temperatura, conserva l'omeostasi (*status quo*) termica, grazie all'alto calore specifico e all'alta conduttività termica dell'acqua, e che questo germe (triplococco) si trova nel sangue di pazienti affetti da cancro.

Una proteina scoperta recentemente, e che è carente nel cancro, è una fosfatasi, e questa riduce gli effetti dei recettori attivati (ad esempio l'insulina che invece elimina l'eccesso di glucosio, cosa che "non piace" al cancro) per cui, inattivando o dalla carenza della suddetta proteina, si ha eccesso di glucosio, sostanza di pronta disponibilità per il cancro per reperibilità energetica (si veda la Pet).

Le prostaglandine fungono da mediatori della temperatura a livello del sistema nervoso centrale Le proteine utilizzate ai fini energetici determinano un bilancio azotato negativo. È stato dimostrato che le cellule tumorali sono in genere più sensibili al calore che le cellule normali (Smaltino).

La febbre è un complesso meccanismo evolutosi per selezione naturale. Attraverso questo meccanismo, l'ospite può difendersi da microrganismi, in un certo senso viene aiutato, mettendoli, momentaneamente, in un ambiente meno idoneo alla loro crescita.

Indipendentemente dalla causa, la febbre esalta il metabolismo energetico. I sensori di temperatura che, come effettori centrali e periferici, la aumentano o la diminuiscono, rilevano informazioni provenienti dalla periferia (terminazioni nervose) presenti nelle estremità dell'organismo e dal sangue circolante avvertite direttamente dai neuroni dell'ipotalamo (zona del cervello), i cosiddetti neuroni W e i neuroni C.

I primi per la termodispersione, e i secondi per la termoproduzione. Il germe in questione agisce in maniera sostanziale, simile ai pirogeni esogeni, ma al contrario alcune molecole intracellulari liberate nel corso della necrosi cellulare come quelle della cromatina (sostanza che si trova nel nucleo della cellula) e i frammenti di membrana (faccia citosolica della membrana plasmatica), effetto della neotermogenesi a lungo termine degli ormoni tiroidei, con aumento del metabolismo basale, consumo di O_2, produzione di Atp e stimolazione della lipolisi.

La febbre ipotalamica è data da emorragie, trauma, compressione da tumore (febbricola), anche nell'ipertiroidismo primitivo (tireotossicosi).

Nell'ipertermia maligna prevale la neotermogenesi sostenuta da vari metabolismi perossidativi e catabolici e da vari stimoli che permettono anche l'apertura, abnorme per durata, del canale ionico per il calcio (Ca++).

Tutte le reazioni chimiche nell'organismo, come anche in "vitro", aumentano la loro velocità di reazione, in media, del 100% per ogni 1°C di aumento della temperatura.

Ma i meccanismi di controllo della temperatura corporea riducono in parte quest'effetto. La temperatura del corpo è regolata quasi interamente da meccanismi nervosi a "feedback", i quali operano quasi tutti attraverso centri termoregolatori situati nell'ipotalamo. Però, perché questi meccanismi a "feedback" possano funzionare, devono esserci anche dei recettori termosensibili capaci di rilevare se la temperatura del corpo tende a elevarsi o ad abbassarsi eccessivamente.

Recenti indagini sperimentali hanno permesso di individuare determinate aree cerebrali che risultano sensibili alla stimolazione termica.

Queste zone cerebrali sono: 1) l'area preottica dell'ipotalamo e, in minor misura, dalle regioni adiacenti; 2) l'ipotalamo anteriore.

L'area preottica contiene un gran numero di neuroni sensibili che si ritiene funzionino da sensori per il controllo della temperatura corporea (t.c.) e questi sono sensibili al caldo.

Per il freddo, invece, ci sono neuroni nelle altre parti dell'ipotalamo, in particolare nel septum e nella sostanza reticolare del mesencefalo (altra zona del cervello), che aumentano tutti la loro frequenza di scarica quando sono esposti al freddo (Guyton e Hall, *Fisiologia medica*).

È evidente, perciò, che l'area preottica dell'ipotalamo è capace di funzionare come centro di controllo termostatico per la regolazione della temperatura corporea.

Quando il termostato ipotalamico avverte che la temperatura corporea si discosta troppo dal livello ottimale mette in atto idonei provvedimenti.

Ed è qui che interviene l'agente patogeno del cancro, ad alterare questi meccanismi, facendo in modo tale che la temperatura non salga (come ad esempio sale in altre malattie infettive che non siano il cancro) cioè, in effetti, il sangue infettato dall'agente patogeno del cancro dimostra di avere un quadro simile, perché "pullula" (quindi sepsi) di germi, ed è qui il paradosso, che invece non fa salire la temperatura facendo sì che possano avvenire tutte le reazioni biochimiche a una temperatura tale da essere compatibile alla sopravvivenza del germe stesso.

1) In che modo agisce l'agente patogeno sui suddetti meccanismi?
Dilatazione dei vasi sanguigni con l'ossido nitrico

(sull'ipotalamo posteriore).

2) Sudorazione (dispersione e dissipazione di energia).

3) Brivido e termogenesi (chimica).

Per quanto riguarda la termogenesi chimica, essa dipende, almeno in parte, dalle capacità dell'adrenalina e noradrenalina (catecolamine) che intervengono, rispettivamente, nell'innalzamento e nell'abbassamento della pressione sanguigna e che hanno la capacità di disaccoppiare la fosforilazione ossidativa (ipotesi chemio-osmotica) di Peter Mitchell 1961.

La fosforilazione a livello del substrato differisce dalla fosforilazione ossidativa perché è la principale fonte di energia per gli organismi che "non posseggono" un sistema di trasporto elettronico ossidativo (emazie perché non posseggono il nucleo, né mitocondri).

Oppure ne diviene la fonte principale per le cellule che posseggono la via del trasporto di elettroni, quando l'ossigeno non è disponibile come accettore finale.

Le cellule primordiali sono state descritte come dei "sacchetti di enzimi"; in effetti, il mitocondrio rappresenta una cellula primordiale. Come parte dei mutamenti regolatori che portano alla crescita della cellula, le cellule delle piante, ad esempio, pompano H+ dal citoplasma provocando un calo del pH della parete, da qui l'acidità (si veda l'attinenza con la rottura delle cellule tumorali).

Il gradiente di H+ (alto all'esterno e basso all'interno) dei batteri viene generato principalmente da proteine di membrana che prendono parte a reazioni ossidative. Queste proteine utilizzano l'energia degli elettroni catturati alle sostanze che vengono ossidate per portare gli ioni H+ dal citoplasma verso l'esterno della cellula.

Sistemi del tutto analoghi generano gradienti di H+ nei mitocondri e nei cloroplasti (analoghi per le cellule vegetali). In questi organuli, il gradiente H+ viene a sua volta utilizzato per aumentare il meccanismo di sintesi dell'Atp attraverso l'attività dell'Atp iasi F0 F1.

I trasportatori degli zuccheri in escherichia coli (di nuovo il nostro batterio che accompagna il cancro) presentano omologie di sequenza con la proteina responsabile del trasporto del glucosio, mediante diffusione facilitata, all'interno degli eritrociti (emazie), e altre cellule di mammifero.

Lesioni vascolari sono portate anche da alterato metabolismo del glucosio. Nella matrice mitocondriale si trovano i ribosomi mitocondriali, aventi possibili relazioni con i sistemi batterici.

Alcuni ricercatori ritengono che questo cambiamento attivi gli enzimi della parete cellulare portando alla parziale rottura della stessa e all'espansione della cellula.

Per ottenere l'energia di cui l'organismo ha bisogno per le sue normali funzioni, dev'essere ossidata una maggiore quantità di materiale energetico; per tale motivo, il metabolismo cellulare aumenta: da qui, il calo del peso ponderale di un soggetto malato di cancro, la cachessia.

Il grado di termogenesi chimica che ha luogo in un animale è quasi direttamente proporzionale alla quantità di grasso bruno presente nei suoi tessuti.

Questo tipo di tessuto adiposo, come già accennato, possiede cellule che contengono un gran numero di mitocondri e sono dotate di una cospicua innervazione simpatica (nervo simpatico).

In seguito a stimolazione del "simpatico", viene fortemente attivato il metabolismo ossidativo dei mitocondri, ma questo probabilmente si svolge non accoppiato al processo di fosforilazione per cui si formano solo piccole quantità di Atp.

L'uomo adulto è quasi sprovvisto di questo grasso bruno (da qui la scarsa capacità nel combattere il cancro).

Nel neonato, (in cui le cellule si accrescono con maggiore velocità) c'è una piccola quantità di grasso bruno nello spazio interscapolare, per cui la termogenesi chimica può far crescere la termoproduzione anche al 100%, e ciò costituisce un fattore molto importante ai fini del mantenimento della temperatura corporea del neonato.

Nei bambini, quindi, il cancro si manifesta relativamente in modo meno raro di quanto ci potremmo aspettare, nonostante la forte crescita cellulare (si veda foto del controllo negativo del cancro).

Molte sostanze tra cui l'amino (azoto) pirina note come antipiretici, spostano in basso il punto di regolazione per cui la temperatura corporea scende a un livello più basso.

Le nitrosammine inducono adenocarcinoma gastrico. L'aspirina non abbassa anche la temperatura corporea normale, mentre l'aminopirina sì.

È opinione generale che l'incremento di mortalità per patologia neoplastica non dipende tanto dai fenomeni di invecchiamento dell'organismo, e in particolare dal ridotto funzionamento del sistema immunitario o dall'accumulo delle mutazioni, quanto piuttosto dal prolungarsi della possibilità di contatto con agenti cancerogeni (triplococco).

Se si prende in considerazione l'età infantile si nota che essa è preferenzialmente colpita al di sotto dei 5 anni da tumori quali il retino blastoma, il tumore di Wilms e il neuroblastoma che si ritiene abbia preso origine durante la vita intrauterina (si veda il feto come possibilità di abbattere le difese immunitarie).

Dmes (Drug Metabolizing Enzyme System), sistema macrosomico che provvede all'ossidazione di molti composti pro-cancerogeni. Agente oncogene sono anche il catrame, (carbonio derivato) e i clorofluorocarbonati.

Le categorie di tumori che sono quindi influenzate direttamente o indirettamente da fattori estrinseci includono molti tumori della pelle e del cavo orale, dei tratti: respiratorio, gastrointestinale e urinario, degli organi bersaglio di ormoni quali: la mammella, la tiroide e l'utero, dei sistemi emopoietico (produzione di sangue), linfatico, che complessivamente rendono conto di più di tre quarti dei tumori umani.

È anche fortemente sospetto che fattore di rischio oncogeno per l'uomo potesse essere l'ingestione di nitrati, e di alimenti contenenti amine secondarie, sulla base della dimostrazione che in laboratorio, dalla reazione in ambiente acido, tra un'amina secondaria e l'acido nitroso, si forma nitrosina, composto di notevole potere oncogeno.

I nitrati sono anche usati come conservanti. La maggior parte dell'acido nitroso presente nello stomaco deriva da nitriti che si formano nell'intestino per la riduzione operata dai batteri della flora saprofitica dei nitrati assunti con gli alimenti.

La nitrosazione delle amine secondarie avviene soltanto a temperatura molto elevata quale non può essere presente nello stomaco (da qui la termoregolazione da parte dei batteri).

Potrebbe essere una carenza di fosforilazione ossidativa a livello della membrana dei batteri che fanno in modo tale da prendersi gli enzimi deputati a ciò dai mitocondri degli organismi eucarioti, cioè dell'organismo ospite, procurando così la lisi dei mitocondri stessi ("carcinoma ossifilo" della tiroide).

Plasma con eliminazione della parte corpuscolata del sangue che evidenzia la sepsi incipiente.

In questo capitolo, riassumendo, si descrivono tutti i meccanismi che mette in atto la cellula tumorale per difendersi dall'attacco del sistema immunitario dell'organismo ospite: nitrosazione, metilazione.

Anche la regolazione della temperatura da parte del cancro è importantissima come meccanismo messo in atto per la sua sopravvivenza, perché la febbre alta in un certo senso è una tutela del corpo umano per far morire i batteri, perché, in tal modo, non possono avvenire le reazioni chimiche, tramite le quali esso stesso svolge tutte le sue funzioni vitali, quindi, tenendo bassa la temperatura, non muore, anzi, più è bassa e maggiore è la sua azione nonché sopravvivenza.

Diciamo che il cancro è come un dittatore che, una volta impossessatosi dell'organismo ospite, gli impone di lavorare per lui. Come un dittatore appunto che, occupando una città, sequestra il Comune, il giornale, e tutti i centri "fulcro" della vita della città stessa, per scopi che confluiscono al suo unico vantaggio.

Perossidazione dei lipidi

La perossidazione dei lipidi insaturi nelle membrane cellulari è un importante effetto dell'azione dei radicali liberi, che come sappiamo sono prodotti di scarto nel metabolismo cellulare, altri aspetti sono un danno alle proteine contenenti tioli (sostanze contenenti zolfo) e al Dna.

La perossidazione è associata alla formazione di estroflessioni citoplasmatiche (Bleb) sulla membrana plasmatica delle cellule colpite, dove appunto diventano alterati i meccanismi che normalmente controllano l'entrata del calcio (si veda anche il capitolo 5) e questo ione si accumula nei mitocondri.

La perossidazione è normalmente inibita dagli scavanti idrofobici, come la vitamina E dalla glutatione perossidasi.

Gli antiossidanti che interrompono la reazione a catena, come la vitamina E, sono presenti nei vegetali e nella frutta fresca, ed è interessante che le diete ad alto contenuto di questi alimenti siano associate a un ridotto rischio dell'insorgenza di malattie legate all'aterosclerosi e di tumori.

Anche i lipidi, in particolare gli acidi grassi, possono essere ossidati, grazie alla presenza di enzimi specifici, più comunemente nella Beta ossidazione, a molecole di Acetil-CoA (altra molecola importantissima enzimatica).

Nel corso di questo processo, vengono ridotte numerose molecole di coenzimi sia pirimidinici (molecole del Dna) sia flavinici, che riossidate sulla catena respiratoria forniscono molte molecole di Atp (adenosina trifosfato).

Capitolo 5:
Di quali elementi si nutre il triplococco

Essendo il cancro del tutto simile a un organismo che si sviluppa all'interno di un altro organismo attaccato che soccombe perché sfruttato, chiaramente, deve avere bisogno di un proprio sistema di irrorazione sanguigna che lo nutra, in particolare lo stroma, praticamente il corpo del cancro.

Finora si pensava che le cellule che compongono il sangue, cioè la parte corpuscolata (globuli rossi e globuli bianchi, piastrine), in particolare, avessero la sola funzione di ostacolare la crescita del tumore stesso.

Dalle ultime scoperte dell'Istituto Universitario San Raffaele di Milano, invece, si evince che il tumore "usa" queste ultime per i propri scopi e cioè queste cellule "nutrono" il tumore stesso.

La formazione dei vasi sanguigni di diversi tipi di cancro e quindi, per la loro crescita, ha bisogno del contributo di una rara popolazione di cellule che appartengono alla famiglia dei monociti della serie bianca del sangue.

Già dalle primissime fasi di crescita, il cancro prende queste cellule dal circolo sanguigno dell'organismo "ospite" e che hanno la responsabilità specifica della funzione angiogenetica, cioè una innata capacità che le cellule possiedono per cui vengono sfruttate dai tessuti per riparazioni, "metaplasie" (sostituzione di tessuti che logorati, diciamo, hanno quasi non proprio come la linea germinale di origine, ma abbastanza simili caratteristiche per sostituire gli originali consumati), che richiedono la formazione di nuovi vasi, come i tumori, appunto, e poche altre condizioni patologiche e fisiologiche.

È interessante notare, inoltre, che l'anemia perniciosa da carenza della vitamina B12 ha come sintomo una febbricola, e la qual cosa potrebbe collegarsi con la principale funzione dell'acido tetraidrofolico (i folati sono precursori del sangue) che è quella di trasportare unità monocarboniose (gruppi metilici ecc. prelevati da alcune molecole quali la "serina") utilizzate per la sintesi di vari composti tra cui la metionina.

In tutte queste reazioni, si riforma acido tetraidrofolico e il ciclo ricomincia (si veda anche l'anemia di Fanconi). Il sangue è un tessuto che ha funzione tra le altre, di collegamento tra cellule (interscambi metabolici) oltre che veicolo di nutrimento, O_2, e prodotti di rifiuto e termostatici.

Infatti, c'è anche un metabolismo eritrocitario (Tura); l'eritrocita o globulo rosso non ha mitocondri e pertanto non può utilizzare il Ciclo di Krebs o degli acidi tricarbossilici, perciò l'energia viene prodotta, accumulata e spesa sotto forma di Atp (Adenosina trifosfato).

Glicolisi e glicosilazione
Le mucine sono un tipo di proteina che può generare antigeni tumore-specifici. Nelle cellule normali le mucine sono mascherate da un gran numero di catene glicidiche.

In alcune neoplasie, un'insufficiente glicosilazione "smaschera" il peptide sottostante che contiene "motivi" amminoacidici ripetuti.

E quindi ecco spiegato l'aumento di glucosio (di pronta disponibilità del cancro). Negli anaerobi (batteri che sopravvivono senza o parziale ossigeno) il glucosio può essere solo parzialmente demolito tramite la glicolisi e dare due molecole di acido piruvico con guadagno netto di due molecole di Atp.

I gruppi carbonile (C=O) sono importanti come blocchi contro il cancro nella costruzione dei carboidrati e dei grassi, per cui, quando si sostituisce il gruppo carbonilico C=O con il gruppo C=N, si perdono grassi, carboidrati, grasso bruno e glucosio. L'istamina liberata localmente dallo stimolo lesivo media le modificazioni vascolari dell'infiammazione e anche la glicolisi aerobica.

Lesioni vascolari sono portate anche da alterato metabolismo del glucosio (Ciclo di Krebs) dove agisce il cancro, zucchero semplice di pronta disponibilità, e per avere energia nel costruire il "suo" organismo.

L'insulina sintetica è un prodotto biosintetico, ottenuto

dall'escherichia coli con la tecnica del Dna ricombinante (vantaggio: assenza di reazioni allergiche).

Considerando che spesso c'è un riscontro dell'escherichia coli, nelle urine di pazienti affetti da cancro, la cosa più semplice che viene da pensare è una "simbiosi" tra il germe stesso e il cancro.

Come se il cancro "usasse" l'escherichia coli per i propri fini, per immagazzinare più glucosio possibile per il suo approvvigionamento energetico.

Interferenza elettrolitica
Tutte le sostanze cancerogene sono composti elettrofili (possiedono cioè atomi privi di uno o più elettroni altamente reattivi), che possono reagire con componenti cellulari nucleofili (cioè ricche di elettroni) che appunto loro possono utilizzare perché carenti.

Queste reazioni non sono enzimatiche e portano alla formazione di addotti covalenti: prodotti di addizione tra il cancerogeno chimico e un nucleotide contenuto nella catena del Dna Le reazioni "elettrofile" possono attaccare diversi siti ricchi di elettroni nelle cellule bersaglio, tra cui il Dna, l'Rna e proteine dello sfortunato ospite.

Ceruloplasmina: proteina adibita al trasporto del rame nel sangue (Cu^{2+}). A essa si trova legato gran parte del metallo circolante, mentre la frazione di rame rimanente si trova associata all'albumina, alla transcupreina e in minima parte agli amminoacidi.

Nel siero (parte liquida priva di elementi corpuscolati del sangue) di pazienti affetti da cancro, l'aumento del livello del rame è correlato a:
a) Grado di diffusione metastatico.
b) Tasso plasmatico di ceruloplasmina che possiede, tra l'altro, un'attività ossidasica su diversi substrati.

Ferro: il ferro ossida lo ione ferroso (Fe^{2+}) a ione ferrico (Fe^{3+}). In tal modo, permette che avvenga il legame del metallo alla transferrina (che può portare solo Fe^{3+}) permettendo il suo trasferimento dai tessuti di deposito a quelli di utilizzo (il cancro per la sua sopravvivenza deve approvvigionarsi anche del ferro, nella fattispecie).

Previene, in tal modo, anche la perossidazione lipidica, attraverso l'ossidazione diretta del Fe^{2+} e Cu^{2+}, indotta da questi cationi. I livelli di ceruloplasmina aumentano negli stati infiammatori acuti e cronici, nelle leucemie, nei linfomi di Hodgkin.

Il cancro provoca un tipo di anemia tipo Fanconi, infatti la caratteristica di questo difetto genetico richiama la carenza di un complesso multi proteico che ripara il Dna. Cosicché, la cellula è messa in condizioni tali da non poter più riparare il proprio bagaglio genetico con le conseguenze che tutti sappiamo.

Calcio: (processi perossidativi e catabolici) aumenta ad esempio nel carcinoma polmonare, nel carcinoma midollare della tiroide ecc. ed è una complicanza del cancro, perché dev'essere sempre presente e a pronta disponibilità per il suo approvvigionamento nutritivo.

Neurotossine cancerogene ad esempio provocate dall'azione

dell'ossido di azoto nel cervello agiscono inducendo un'eccessiva entrata di calcio nei neuroni tramite la loro azione sui canali ionici attivati dal glutammato, che regolano i livelli di calcio intracellulare, da qui l'esigenza di approvvigionarsi di calcio.

Sodio e Potassio: per le Pompe a efflusso (si veda il seguito).

Resistenza agli antibiotici

La resistenza agli antibiotici da parte dei batteri è dovuta alla presenza sulla membrana cellulare di Pompe a efflusso. Come ci sono le Pompe al sodio e potassio che permettono la vita alla cellula, così esistono queste ultime che estrudono gli antibiotici, li cacciano fuori dalla cellula stessa.

Queste Pompe sono poco specifiche e perciò conferiscono, simultaneamente, resistenza agli antibiotici. Sono analoghe alla Pompa Mdr responsabile della resistenza delle cellule cancerose agli antineoplastici e perciò, non le cellule, ma i batteri, hanno un ruolo fondamentale.

Infatti, un farmaco non entra nelle cellule tumorali perché queste creano un ambiente circostante acido (Istituto Superiore di Sanità). In pratica, ad agire sono delle Pompe cellulari, chiamate ATPasi vacuolari, che fanno in modo che all'interno della cellula si crei un ambiente "acido" (in genere nella cellula c'è un ambiente basico, $HCO3-$, ione carbonato), ma non nocivo alla cellula stessa, ovviamente eliminando in continuazione protoni.

Più le cellule sono maligne, più tale meccanismo sembra funzionare (Fais). Quindi, l'uso di inibitori delle Pompe protoniche porta al blocco di tale meccanismo e all'automatica alcalinizzazione dell'ambiente tumorale.

In particolare, in questo capitolo, la sottoscritta spiega come riesce il cancro a formare i "propri vasi sanguigni", perché appunto, come un normale organismo, il suo "stroma", cioè il "fulcro" del suo corpo, ha bisogno di vasi per la "propria circolazione".

La glicolisi che lo nutre, perché, come il cervello, ha bisogno e si nutre esclusivamente di zucchero, così il cancro segue lo stesso iter e in particolare il glucosio che è di più semplice accaparramento. Per non parlare poi degli elettroliti... quale organismo può farne a meno e così anche il cancro non si discosta.

Ioni come il Ferro, il Calcio, il Rame, il Sodio, il Potassio ecc. sono di vitale importanza per i meccanismi cellulari, qualunque origine esse abbiano.

Resistenza agli antibiotici: si sa che la chemioterapia non sempre svolge al meglio il proprio compito di distruggere il cancro. Sicuramente perché forse non tutti gli antibiotici o chemioterapici sono adatti, come se noi volessimo curare una malattia con farmaci che sono adatti per un altro tipo di malattia.

Ad esempio, per il cancro al seno, ad alcune donne fanno effetto le sole tetracicline, ad altre invece solo il tamoxifene, oppure entrambi non svolgono nessuna azione ecc. Certo, i farmaci che agiscono contro il fuso mitotico (mitosi) sono ottimi, ma, ahimè, non bloccano il processo alla "fonte".

Distruggono le cellule cancerogene sì, oltre a distruggere anche le cellule "buone"; adesso ci sono i chemioterapici mirati, ma il problema rimane. Se non si è eliminata la causa, se ne producono sempre altre. Una volta individuato il microbo, certamente si potrà trovare il cosiddetto "antidoto".

Capitolo 6:
Come combattere il triplococco

Da tutto quanto esposto, conoscendo ora a fondo ciò che causa il cancro, si può affermare che la eradicalizzazione di questa infezione potrà avvenire seguendo i sottoelencati semplici suggerimenti:

Antibiotici adatti, di nuova generazione che mirino a distruggere il microbo in questione che provoca il cancro.

Infatti, una volta che si è scoperto il microbo implicato nel processo cancerogeno, il passo immediatamente successivo, nonché di facile attuazione, è sperimentare un nuovo antibiotico adatto. Terreni nuovi, cioè che tengano conto degli elementi nutritivi di cui appunto ha bisogno questo, dalla temperatura, alle sostanze quali sangue, umidità, percentuale di acqua ecc. e quindi, perché no, sperimentare un vaccino.

Alcanilizzazione del corpo

Il pH indica la quantità di ioni idrogeno disciolti in una soluzione. La terminologia pH (pondus hydrogenii) indica il "potere dell'idrogeno" e va da un valore di 1 a un valore di 14, dove 7 indica la neutralità; da 1 a 6 sono valori acidi e da 8 a 14 sono valori alcalini.

Nel corpo umano le cellule che lo compongono devono mantenere un certo pH per essere in vita. La condizione fisiologica e omeostatica del sangue umano è di 7,4 pH. Se tale valore non è rispettato, la cellula muore. Ogni variazione di esso è controllata dal corpo che innesca una serie di sistemi atti a normalizzare e riequilibrare il tutto, riportandolo a una condizione fisiologica.

Purtroppo, cronicamente, l'organismo si trova a dover, in continuazione, ripristinare lo *status quo*, neutralizzando costantemente l'acidità che si viene a creare con un comportamento scorretto (acido lattico che si forma nei muscoli, acidità nello stomaco, anche se qui l'acido cloridrico che metabolizza le sostanze e le digerisce è ben protetto e non viene a contatto con l'esofago, reflusso esofageo permettendo, e via dicendo) a discapito di sostanze benefiche che in tal modo si esauriscono progressivamente.

Il corpo tenderà a riequilibrare il sistema acido-basico attraverso i sali minerali e le sostanze alcaline. Questo meccanismo "tampone" può portare, riducendo appunto i minerali alcalini, a vere e proprie patologie: demineralizzazione ossea, carie dentarie, anemie, secchezza e screpolature della pelle andando comunque all'eccesso opposto.

Nel corso di processi metabolici, l'organismo genera diverse scorie che elimina attraverso: le feci, le urine, il sudore e la respirazione. Se esse vengono prodotte in quantità maggiore di quello che l'organismo può espellere, ecco che si crea una variazione nel pH del sangue.

Siccome le cellule vivono nei liquidi organici (sangue, linfa, siero cellulare, l'organismo è composto per il 70% di liquidi organici), ecco che esse si ammalano, come se innaffiassimo le piante (le cellule nella fattispecie) con acqua cattiva.

Tutto ciò provoca: irritazione, infiammazione, distruzione dei tessuti e quindi, di conseguenza, degli organi stessi da cui sono composti.

Acidità: proprietà che ha una sostanza di mandare in soluzione (liquido) ioni idrogeno (H^+) e viceversa, la basicità: la proprietà che ha una sostanza di mandare ioni (OH^-) idrossido in soluzione. Il rapporto tra questi due tipi di sostanze si definisce equilibrio acido-basico. Per una buona salute, questo rapporto deve mantenersi "costante".

Le cellule presentano la caratteristica di avere entrambe le condizioni: il nucleo acido (polo negativo) e il citoplasma basico (polo positivo). Da questo potenziale elettrico si generano equilibrio e vitalità della cellula stessa. Infatti è lo ione carbonato HCO^{3-} il fulcro di tutte le attività della cellula da cui ha origine la Pompa al sodio e potassio, essenziale per il suo funzionamento, la fa da "padrone", e si trova all'interno della cellula, nella membrana plasmatica.

Come una pila che genera una differenza di potenziale e che

funziona perché i due poli hanno un potenziale elettrico differente, così avvengono tutti gli scambi di nutrimento e di informazioni nella cellula.

Essa è simile a una città, come si è accennato in precedenza: il nucleo è il Comune, la Centrale di smaltimento dei rifiuti è il complesso lisosomiale, la Centrale per la respirazione è data dal "polmone verde" come se fosse una zona della nostra cittadella che è data dagli organelli mitocondriali e via dicendo.

Nella natura tutto è ordine e la cellula oltretutto sa bene anche come ottimizzare gli spazi e le riserve di energia. È una Centrale in miniatura. Ad esempio, l'acetilcolina, una sostanza che agisce sulla placca motrice senza la quale il muscolo non riceve lo stimolo dal cervello a muoversi, quando è in eccesso viene ripresa con un sistema di "feedback" per non mandarne sprecata neppure una goccia.

Così come l'impollinazione anemofila, cioè, per assicurare la sopravvivenza delle piante con il polline che è sparso in gran quantità, l'essere vivente ne manda in misura tale da poter assicurare la sopravvivenza della specie, dopodiché l'eccesso viene recuperato e così anche l'acetilcolina, appunto, che deve essere in più per assicurare il movimento all'arto.

La natura provvede a tutto. Perciò, dall'alterazione di equilibri, si genera sempre la "degenerazione cellulare". Perciò, se c'è un eccesso di acidi, il sangue cambia il suo pH e diventa acido, si va in acidosi; se invece c'è un eccesso di sostanze basiche, il pH del sangue diventa basico, si ha l'alcalosi. Gli eccessi sono sempre difetti.

Da qui:
- Bevi acqua con limone al risveglio
- Consuma abbondanti insalate verdi
- Consuma mandorle (senza esagerare)
- Fatti un bel frullato
- Svolgi esercizio fisico
- Impara a respirare nella maniera corretta
- Mangia meno carne
- Limita il consumo di zuccheri
- Mangia cibi alcalinizzanti

o Mangia più verdura

o Inizia a mangiare alghe e germogli

o Bevi acque alcalinizzanti

Depurazione del sangue

Soluzioni elettrolitiche saline, sostanze alcaline, tisane di ortica, zenzero ecc.

Rigetto e trapianto

Infine, ma non ultima per importanza, è la considerazione che si può accomunare il cancro a una gravidanza. Essi hanno in comune il fatto che entrambi non sono soggetti al "rigetto". Infatti c'è un'attinenza in quanto, provengono entrambi da un "germe" esterno al corpo: la gravidanza per lo spermatozoo, il cancro per il triplo cocco.

Si potrebbero confrontare le due "crescite" per così dire e ricercare il perché l'organismo le "tollera", come invece contrariamente avviene per il rigetto, come se per un qualche motivo il sistema immunitario fosse "silenziato"; cosa che è bene per il feto, ma è un male per il cancro.

In effetti, la fecondazione *in vitro* è considerata alla stregua di un trapianto vero e proprio, per cui la parola "rigetto" non è mai stata più appropriata. Rigetto: magari si potesse avere il rigetto, invece il cancro silenzia se si può dire, mette a tacere il sistema immunitario, in un certo senso si "maschera", passando inosservato ed avendo tutto il tempo di poter agire.

Come l'Aids, è presente per anni in circolo, poi aspetta il momento opportuno per attaccare e avere "la meglio" sull'organismo, ospite, se così si può dire.

Riepilogando:
1) Antibiotici "adatti" di nuova generazione
2) Alcalinizzazione del corpo
3) Depurazione del sangue
4) Trapianto del midollo

I pazienti di tumori prettamente sanguigni e linfatici, sottoposti a trapianto del midollo, guariscono. Dato che il midollo osseo è un organo emopoietico, sostituendo il midollo malato con quello sano, il sangue (infettato da questo microbo) *in toto* ritorna puro e si guarisce.

Si potrebbero curare in ultima analisi e in modo drastico, così, tutti i tipi di cancro. Soprattutto se il sistema immunitario è valido, l'organismo combatte bene e ha la meglio.

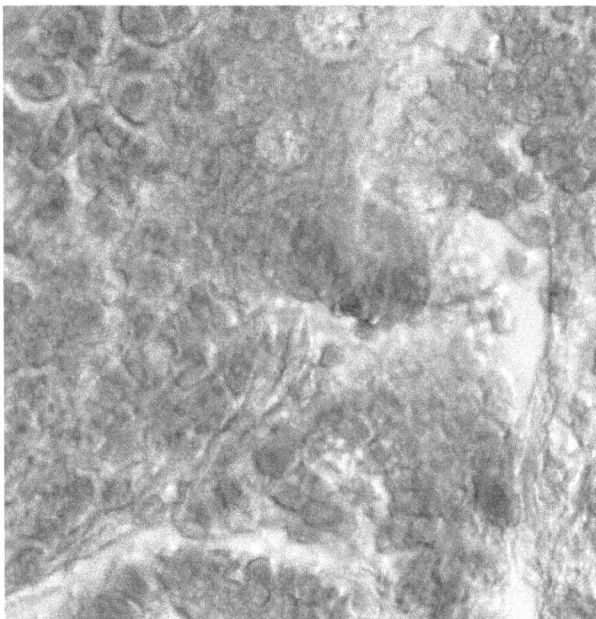

Plasma al microscopio elettronico che evidenzia negli spazi interstiziali il microrganismo.

Capitolo 7:

Il cancro nella storia

Revista de Higiene y Sanidad Pecuarias

Fundador: F. GORDÓN ORDÁS

| Tomo XX | OFICINAS: Cava Alta, 17, 2.ª, derecha.—MADRID Marzo de 1930 | Núm. 3 |

SECCION DOCTRINAL

Trabajos originales

Las isopatinas

POR EL PROFESOR DOCTOR

Nello Mori

PROFESOR AGREGADO DE BACTERIOLOGÍA EN LA R. UNIVERSIDAD DE NÁPOLES Y DIRECTOR DE LA ESTACIÓN EXPERIMENTAL PARA LAS ENFERMEDADES INFECCIOSAS DEL GANADO EN PÓRTICI

(RECIBIDO EL 4 DE NOVIEMBRE DE 1929)

Designo con el nombre de isopatinas (1) a unos productos inmunizantes ideados por mí para el tratamiento y para la prevención de varias enfermedades infecciosas del hombre y de los animales y los tumores.

Adopté tal vocablo a fines de 1917 por no poder parangonar tales productos con las preparaciones inmunizantes reconocidas.

Se me ocurrió la idea a consecuencia del resultado obtenido (1905) en algunos experimentos de prevención y tratamiento de la infección por el streptococcus adenitis equi en los cobayos mediante exudado específico convenientemente tratado, obtenido del peritoneo de cobayos inoculado in loco con cultivo de dicho germen.

Tal idea se fortaleció después con los resultados de prevención y tratamiento conseguidos en algunas enfermedades infecciosas de los animales y especialmente con los notabilísimos relativos a una infección de extrema gravedad, la pleuropolmonía exudativa de la cabra (1916).

Las preparaciones de isopatica se extendieron pronto a las enfermedades infecciosas del hombre y a los tumores.

LAS ISOPATINAS DE FIN CURATIVO

Las isopatinas, productos principalmente destinados al tratamiento, se diferencian de los productos inmunizantes conocidos por su procedencia y por su esencia.

Respecto a la procedencia derivan de focos morbosos de las enfermedades que se quieren combatir. Cuando el material patológico se recoge del mismo

(1) De ἴσος y παθία.

Riporto qui il frontespizio di un'antica rivista di Igiene e Sanità del lontano 1930, che dimostra che il cancro ha origine infettiva. Del resto l'infezione non è altro che il processo attraverso il quale un microrganismo, colonizzando le superfici o l'interno di un altro essere vivente, provoca danni alle cellule di quest'ultimo.

Migliaia di specie crescono e si evolvono su e attraverso noi. Non tutta la storia è storia di conflitti tra esseri viventi. La simbiosi ad esempio è uno di questi conflitti. C'è la simbiosi vantaggiosa (cioè mutualistica), con vantaggi reciproci derivati da rapporti tra esseri viventi, che si scambiano una capacità, di cui ciascuno a propria volta è carente, per un reciproco vantaggio. Non sempre apporta danni.

Il cancro, dal canto suo, è una simbiosi, certo, ma non mutualistica; è parassitica, cioè un organismo che deriva il suo nutrimento da altri esseri viventi e che apporta danni, e questi possono essere, a seconda della propria tipologia: facoltativi o obbligati.

Ci sono le condizioni del conflitto:

1) Il fatto che un organismo tragga alimento da un altro, pone le condizioni di una competizione.

2) Il rapporto tra uomo e microrganismi è stato, nel tempo, una vera e propria corsa agli armamenti.

3) In questa corsa ogni organismo usa le armi che ha.

4) Le armi dell'uomo: a) Controllo igienico degli ambienti, dei cibi e delle acque; b) Controllo dei meccanismi di trasmissione; c) Antibiotici o antimicrobici.

Dal canto loro, le armi dei microrganismi che usano per crescere e moltiplicarsi sono:

1) Possedere le capacità per sfruttare ciò che l'ospite ha (cioè l'esistente, i nutrienti che l'organismo ospite può mettere a disposizione, suo malgrado, per nutrire il parassita stesso).

2) Contrastare e avere la meglio sulle difese di quest'ultimo (ospite).

3) È una battaglia, ovvero un insieme di battaglie (guerra) che conducono a un solo vincitore della guerra stessa.

4) Alcune armi, inoltre, che la selezione naturale ha fornito ai microrganismi:

- Leucocidine (stafilococchi, streptococchi, pneumococchi) = *distruggono* i leucociti.
- Ialuronidasi (cocchi gram-positivi) = Scinde l'acido ialuronico della matrice extracellulare.
- Coagulasi (stafilococchi) = Attiva il fibrinogeno così come l'hanno anche le donne in gravidanza. La fibrina prodotta "copre" i batteri e inibisce la fagocitosi (cioè che siano mangiati dai macrofagi).

Comunque sia la malattia è un fenomeno dinamico. L'emergere di una malattia, specie se è multifattoriale come il cancro, è dato appunto da molti fattori: sociali, demografici, ambientali; e dall'adattamento, oltre che di tipo, in parte genetico, anche dalla capacità che ha l'individuo intelligente di adattarsi all'ambiente, in senso pratico, trasformandolo in relazione alle proprie esigenze.

Nella storia dell'uomo, questi cambiamenti nelle malattie sono stati denominati:

Transizioni epidemiologiche

a) La prima dovuta alla formazione di grandi città, oltre che all'industrializzazione.

b) La seconda dovuta alle evoluzioni delle malattie umane, malattie infettive a patologie croniche, cancro ecc.

c) La terza dovuta alla non risoluzione di precedenti problemi, l'emergenza di nuovi, evoluzione e adattamento dei microrganismi stessi a loro volta.

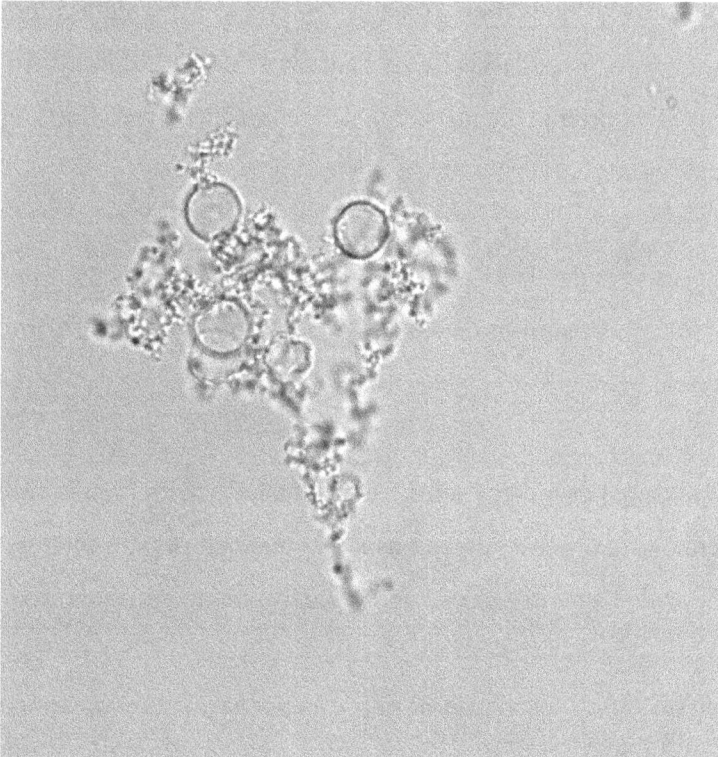

Triplococco a scansione.

Conclusione

È doveroso per la scrivente accennare alla propria storia umana ed emozionale che l'ha portata a percorrere questa strada e che l'ha condotta dal 1979, anno in cui ha iniziato questo "viaggio", verso la scoperta di questo microrganismo, con la caparbietà di chi ha un unico scopo nella vita, e ha avuto la "fortuna" di individuarlo, forse come premio a tanti sforzi, riuscendo ad arrivare fino a oggi, a tutto ciò.

Ma partiamo dal 1971, anno della morte del proprio fratellino di soli 9 anni, a causa di un cancro gastrico, inusuale per il fatto che fosse un bambino.

Era partito, però, come morbo di Wilms all'età di 7 anni, al rene, operato una prima volta con asportazione dell'organo interessato, e, dopo due anni di "stasi", riprodottosi appunto allo stomaco.

Non sto qui a descrivere la mia esperienza di sorella, testimone inerme di tanta sofferenza, perché, sì, all'epoca non davano molta morfina ai bambini. Lo vogliamo chiamare "costo beneficio"? Già, perché per i bambini era tossica.

Ancora sento il dolore straziante che rimbomba nelle orecchie, le notti insonni di mio fratellino *in primis* e di mia madre che pur doveva andare a insegnare il giorno seguente, poiché era una maestra alle scuole elementari.

Ringraziando Dio, già all'epoca, adolescente, sapevo che la mia strada sarebbe stata quella della ricerca. Un giuramento fatto a me stessa e poi al mio fratellino e questo è stato ciò che mi ha dato la forza di andare avanti, pur incontrando infinite difficoltà.

Ogni delusione nella vita veniva compensata dal fatto che avevo una "missione" da compiere: "scoprire la causa del cancro" che ha ucciso mio fratello e tantissime persone a me care, mio padre *in primis*, altre del resto della mia famiglia ecc. per non parlare di tutti coloro che muoiono ogni giorno decimati da questa malattia.

Non l'ho mai mollato il "cancro": è una lotta tra me e lui! Pur incontrando resistenze in questo senso, nonché persone con pochi scrupoli che "fiutavano" l'affare, **il microscopio è il mio pane quotidiano.**

Ricordo la prima volta che ho notato il microrganismo, avevo 23 anni, era un pullulare, come se in quel plasma ci fosse una "sepsi", infezione generale molto importante e che può condurre alla morte, se non trattata in tempo.

Immediatamente mi attivai per avvertire il medico che aveva in cura il paziente, e mi fu detto che quella persona soffriva di cancro. "Come" – dicevo tra me e me – "il cancro?". Ma questo paziente, se non si fa qualcosa, muore, è forse sopraggiunta una complicanza?

Nei giorni successivi, questo andamento era la "routine", certo il paziente non migliorava, ma neppure aveva i sintomi propri di una sepsi. Guardando attentamente, perché si "guarda ma non si vede", mi è balzato agli occhi, tra la flora batterica di miscellanea, un microbo "strano", di grandezza un tantino maggiore dei normali cocchi che esistono in natura e sono stati descritti a due, a quattro, a catenella, a grappoli, e comunque un po'più piccoli delle piastrine.

Ma era il suo comportamento a risultarmi "strano". A parte una mobilità maggiore degli altri batteri, ma poi soprattutto tre cocchi insieme che si riassemblavano, dopo essersi scomposti dalla struttura di una "triade".

Domanda che sorge spontanea: come mai nessuno l'aveva notato prima? Non è dato sapere. Certo, avendo una cugina ricercatrice in Francia, la stessa mi disse che comunque loro studiavano linee cellulari "vecchie" e poi con le apparecchiature comunque studiavano le cellule e non l'habitat in cui esse vivono.

La sottoscritta, invece, aveva modo di vagliare e studiare sangue fresco. La prima reazione fu di incredulità. Avevo visto male, pensai, mi prenderanno per "pazza" se parlo di questa cosa.

Man mano che trascorreva il tempo, però, mi rendevo conto che con questo microrganismo riuscivo a darmi delle risposte: come diceva Einstein "tutti cercano un qualcosa e a un certo punto arriva uno sconosciuto che non lo sa e lo scopre". Come un "puzzle" si incastravano perfettamente tutti i pezzi.

La sottoscritta ha frequentato il "Giovedì del patologo" al Policlinico Universitario "Agostino Gemelli" di Roma, dove gli anatomo-patologi esponevano casi complicati da diagnosticare per il comportamento, a volte anomalo, degli sviluppi dei vari tipi di cancro, confrontandosi.

Cominciai a prendere coraggio, essendo iscritta alla Società italiana di Citologia. Precedentemente avevo studiato Biologia, però poi, per proseguire nella ricerca, si era reso necessario completare gli studi di Medicina, intrapresi subito dopo quelli di Biologia, per saperne di più sul cancro, sia in senso "microscopico" sia "macroscopico".

Parlando con i vari ricercatori e professori, la cosa non era del tutto improbabile. Io studiavo da un punto di vista nuovo, e cioè non le cellule, oggetto di studi da parte di tutto il mondo, ma dell'ambiente in cui esse vivono, cioè un modo "indiretto" di ricercare.

Ovviamente, essendo un microbo, la prima cosa da fare era insemenzarlo in terreni di coltura, diciamo il più possibile compatibili alla forma e alla struttura che più gli si avvicinava, ovvero gli stafilococchi.

Pensavo che in fondo sono pur sempre cocchi e così, pur con qualche accorgimento, diciamo che cercavo di scimmiottare il più possibile l'ambiente di crescita di questo microbo. Ma nulla. Non cresceva nulla. Com'era possibile? Qualcosa doveva pur crescere!

Non mi sono data per vinta, e ho aspettato più di trenta giorni, lasciando la piastra nel termostato, dopodiché, un bel mattino, ho trovato la mia piastra piena zeppa di formazioni a cocchi tipo "felci". La forma di felce è ricorrente in natura, basti pensare al muco della donna quando è in ovulazione: si notano, nel secreto vaginale, questi tipi di formazioni.

Evidentemente, tutti gli altri terreni, non possedendo i fattori nutritivi idonei, non permettevano la crescita di tale microrganismo, anche se si fosse trattato di un micete comunque messo sul Sabouraud (specifico). C'è però un ma.

Il nostro microbo non è come gli altri, non muore, ha un periodo, diciamo di "latenza", in cui per sopravvivere si è "reinventato un nuovo metabolismo"! E, una volta trasformatosi, riesce a metabolizzare e sfruttare l'esistente, riuscendo infine a sopravvivere!

Infatti, con le comuni emocolture o urinocolture, si aspetta il giorno dopo o massimo 48 ore di incubazione, dopodiché risulta una falsa negatività. Ma il microrganismo c'era, era stato "visto "da me medesima… e dov'era finito? Così pensai di fotografarlo al microscopio elettronico.

L'ideale è il video "*in vivo*" ma comunque la sottoscritta, impossibilitata a realizzare un video, ha fotografato e ha riconosciuto nei cosiddetti "detriti" (così denominati dagli studiosi: ciò che circonda la cellula, detto anche "fondo sporco" dei vetrini citologici) il microrganismo, acclarato comunque un "fattore di malignità" nella diagnosi di cancro.

Non contenta, la sottoscritta ha fatto esaminare tre emocolture di tre pazienti affetti ciascuno da un tipo differente di cancro, addirittura un paziente aveva ben tre tipi diversi di cancro contemporaneamente.

I microbi presenti in esse, sono stati analizzati, ma il risultato era sempre "negativo", al che lo sconforto, potete bene immaginare. Però poi, ripensandoci, ma, se io l'ho fotografato, dovrà pur esistere, forse i terreni non sono adatti, oppure è un "nuovo" tipo di microbo che, comparato con le banche dati di altri microbi, non corrispondeva, tanto da risultare "inesistente".

Se la malattia è incipiente, queste triadi ne sono poche, ma quando è conclamata se ne vedono molte.

È comunque come se si unissero per avere più forza. A volte rimangono in circolo anche per anni, aspettando il momento opportuno per attaccare l'organismo. Se si hanno anticorpi per resistere, si ha la meglio sulla malattia. Solo il 5-10% del cancro ha derivazione genetica.

La prevenzione ha un importante impatto per la salute pubblica, inoltre l'uso di tecniche terapeutiche non invasive con un ritorno in termini sia di risoluzione della malattia, evitando inutili rischi con operazioni, terapie radianti, chemioterapie – che distruggono tutta la parte "buona" dell'organismo rimasta ancora integra –, sia in termini economici, con evidente sorveglianza del sistema sanitario, nonché con risvolti sociali.

A dimostrazione di quanto asserito, ad esempio analizzando i danni che riceve un paziente sottoposto a chemioterapia, ci sono degli studi inerenti, nonché relativi protocolli, che prendono in considerazione nella fattispecie il danno epatico, soprattutto.

Si sa che il fegato è uno degli organi maggiormente colpiti dalle terapie farmacologiche e perciò maggiore è l'intensità della terapia intesa come smaltimento del farmaco, maggiore è il danno che il fegato riceve.

Nei protocolli di valutazione del danno epatico da chemioterapia troviamo:
1. La flogosi: steatosi, infiammazione lobulare, rigonfiamento.
2. La relativa localizzazione di zona e panacinare.
3. Fibrosi perisinusoidale e periportale, portale, a ponte.

4. Caratteristiche aggiuntive: steatosi microvescicolare, microgranulomi (cellule macrofaghe), Grandi lipogranulomi, infiammazione portale (grosso vaso venoso del fegato), corpi acidofili, macrofagi pigmentiferi, megamitocondri, corpi ialini di Mallory, Glicogenosi nucleare (nucleo della cellula).

5. Dilatazione sinusoidale (sinusoidi del fegato) della superficie lobulare.

Comunque sia, da tutto il discorso, in sintesi, credo che nella seguente frase del premio Nobel per la Medicina e la fisiologia, dottor Alexis Carrel, semplicemente sia insito in modo ermetico, e nello stesso tempo completo, il concetto che: "La cellula è teoricamente immortale; è il fluido nel quale vive che si degrada. Sostituendo questo fluido a intervalli regolari daremo alla cellula ciò che le necessita per nutrirsi e, per quanto ne sappiamo, il pulsare della vita potrà continuare indefinitamente".

Ad avvalorare quanto asserito in questo mio libro, ci sono anche esperimenti fatti dallo spazio, per valutare in modo poco invasivo, cioè senza prelievo di sangue, ma solo con test sulla saliva e sulle urine per diagnosticare le malattie.

Caro lettore, siamo ora arrivati alla fine di questo libro. Se ti è piaciuta questa lettura e hai piacere a entrare in contatto con me, puoi contattarmi qui:

Facebook: Ester Matrona Cutillo
(cell 3381538347).

Posta elettronica: e.cutillo@virgilio.it
(cell 3462253269).

*****

Ester Matrona Cutillo, biologa e microbiologa "in primis", poi Medico per un proseguimento, nonchè ampliamento e quindi completamento delle proprie conoscenze, sia a livello microscopico che macroscopico. Ricercatrice da sempre con la curiosità di sapere. Studiosa della vita e degli esseri viventi siano essi vegetali, animali e non per ultimo del genere "Uomo", iniziando dalla "cellula" che reputa sua "paziente".

La "cellula" con i suoi meccanismi intrinsechi e più reconditi, dalla funzionalità e connettività con le altre sue simili e nell'insieme con la formazione dei tessuti e degli organi, fino ad arrivare agli organismi in "toto", alla degenerazione e malattia. Idoneità (2a classificata) al Concorso dell'Istituto dei Tumori di Genova per la "Fertilità in donne affette da Cancro al seno" per terapie innovative in Oncologia Medica; ricercatrice "Senior " per le nuove strategie terapeutiche in campo oncologico sempre dello stesso Istituto. Patologia Clinica e Istocitologia agoaspirativa di noduli in organi interni (Università Cattolica Sacro Cuore di Roma. Medico di Bordo. Amministratrice AIOP: Associazione Italiana Ospedalità Privata (Cliniche) Regione Campania ed inserita negli elenchi degli "Idonei" a Direttori Generali Aziende Ospedaliere ed ASL in Toscana, Liguria, Campania ed in via di riesame nel Lazio.

Bibliografia

"Diabete: Glucosio come fonte di energia per il Cancro" (Oncologia Medica di Holland-Frei).

"Il 95% dei tumori del pancreas è situato alla testa" (tesi sperimentale di Ester Matrona Cutillo).

"Il 70% dei tumori dell'intestino è localizzato a livello del sigma-retto" (*Manuale di Oncologia Clinica* di A.R. Bianco).

"Metabolismo eritrocitario" (*Malattie del Sangue* di S. Tura).

"Sensibilità maggiore delle cellule cancerose al calore" (*Radiologia XVIII* di F. Smaltino).

"Resistenza ad Antibiotici da parte dei batteri e presenza di Pompe ad Efflusso" (*Farmacologia Generale* – Clu).

"Infiltrato del carcinoma polmonare che non si risolve con la terapia antibiotica" (*Radiologia XVIII*, F. Smaltino).

D.E. Kleiner - E.M. Brunt, *Hepatology*, Giugno 2005 (flogosi epatica).

L. Rubbia-Brandt, *Ann. Oncol.*, 2004 (dilatazione sinusoidale).

"Il cancro ha struttura simile alla struttura del tessuto di origine, forse perché cerca di mimarlo mutandone le cellule" (Pontieri).

"I tessuti" (P. Rosati - R. Colombo).

"Il cancro è trasmissibile" (W. Reich, 1939).

"Cancro di origine infettiva" (*La biopatia del Cancro*, Varese 1994).

Environ Mol Mutagen, 45 (2-3), Aprile-Maggio 2005, pp. 284-303 (titolo: *Role of infection diseases in human carcinogenesis*), *Transfer Bacteria Arch. Microbiol.*, Settembre 2005, 29, pp. 1-12.

Radiat Res, Dicembre 1991, 32 (4), Tokyo, pp. 417-28.

Archives of Environmental Contamination and toxicology, Luglio 2005, 49 (1), pp. 18-26, ePub.

European Journal of Medicinal Chemistry, Giugno 2005, 40 (6), pp. 542-51, Epub.

www.ingramcontent.com/pod-product-compliance
Lightning Source LLC
Chambersburg PA
CBHW072204270326
41930CB00011B/2532